Antoine de Saporta

Les Artifices
de toilette

étude

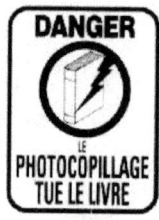
ISBN : 978-1534855120

10 9 8 7 6 5 4 3 2 1

Antoine de Saporta

Les Artifices de toilette

étude

Table de Matières

I. Les Fards

Heinrich Paschkis,*Kosmetih für Arzfe. Zweite Auflage*, Wien, 1893.

Nous lisons dans le livre d'Enoch, classé parmi les apocryphes de l'Ancien Testament, qu'avant le déluge, un ange déchu, Azaël, non seulement apprit aux hommes à forger épées et cuirasses, mais enseigna aux femmes l'art de se parer de bijoux, de teindre la laine de leurs vêtements et enfin d'appliquer sur leurs visages de fausses couleurs. D'après cette vieille légende, le « maquillage » remonterait jusqu'aux débuts de l'humanité primitive.

Si l'extrême antiquité de la coutume de se peindre la face ne donne lieu à aucune discussion, il est au contraire malaisé de définir sans ambiguïté l'expression plus générale d' « artifice de toilette. » Où commence, où finit l'artifice qui modifie l'aspect naturel de la tête, des membres, du corps ? Et même certains vêtements, par leur nature, ne rentrent-ils pas à la, rigueur dans notre sujet ? Ainsi le gant de grande toilette, moulant avec précision la forme de la main chez les deux sexes, moulant aussi chez les femmes le contour des bras jusqu'au delà du coude, n'est-il pas destiné à figurer aux yeux une main ou un bras artificiels, de même forme que la main ou le bras nus, mais d'aspect plus agréable ? On peut en dire autant des chaussures de soirée des dames, des maillots que portent gymnastes, ténors, danseuses. Combinés de façon à dessiner exactement le pied, la poitrine, la jambe, suivant le cas, ils ne modifient en apparence que la couleur naturelle de la peau ; souvent même ils la contrefont avec exactitude.

Quoi qu'il en soit, aux fards, tatouages, teintures de cheveux, perruques, en un mot à tout ce qui constitue l'*ars fucatrix*, comme disaient les Romains, très connaisseurs dans ces matières, nous consacrerons presque toutes les pages qui vont suivre.

Jusqu'où étendrons-nous nos investigations ? Certaines pratiques dérivant des précédentes finissent par constituer non plus des, artifices de toilette, mais de simples soins de propreté ; d'autres sont passées dans la pratique journalière, ne trompent personne et n'attirent aucune attention : ainsi la frisure, ainsi l'emploi du « crêpé » dans la coiffure des femmes ; d'autres enfin, parfois impérieusement exigées par l'hygiène, masquent une difformité, comme la perruque d'un chauve, les fausses dents d'un vieillard, l'œil de verre d'un borgne. Nous n'en parlerons donc que peu ou point. Cependant, même à cet égard, les idées universellement reçues aujourd'hui, et agréées même par les casuistes les plus rigoureux, n'ont pas toujours été admises sans discussion. C'est ce que nous démontrera l'examen d'un certain nombre de textes choisis dans les œuvres des Pères de l'Église.

En somme, pour être complet, il faudrait faire œuvre d'antiquaire, d'historien, de chimiste, de parfumeur, de médecin hygiéniste, de moraliste, aborder même l'examen de procès correctionnels et discuter certains points de droit. Une telle tâche nous effraye. Contentons-nous clé glaner dans ce champ si vaste quelques détails aussi variés que possible, choisis non dans telle ou telle spécialité, mais parmi les plus curieux.

I

Quels que soient son costume, son degré de civilisation, quelle que soit enfin l'époque de l'antiquité, du moyen âge ou des temps modernes à laquelle on s'attache, en général l'homme, comme la femme, découvre, au moins sa face, souvent d'autres parties de son corps. Lorsque la nature ne l'a pas suffisamment favorisé de ses dons, ou lorsque la tyrannie de la mode l'exige, guidé par des conventions ou des préjugés, il modifie, il améliore l'aspect extérieur des organes qu'il exhibe. Trois de ces organes subissent donc l'influence des artifices de toilette : à savoir la peau, le système pileux (cils, sourcils, barbe et cheveux), et, en troisième lieu, les dents.

En bonne logique, il nous paraît indispensable de dire quelques mots de ces parties extérieures de notre corps destinées à être transformées, supprimées ou remplacées. Parlons d'abord de la peau ; normalement elle est lisse, douée d'un faible éclat gras ; sa couleur, dans la race caucasique et s'il s'agit d'un individu sain, s'écarte peu du chamois pâle, virant, tantôt au jaune rougeâtre très clair, qui caractérise le teint de l'Allemand, de l'Anglais, du Scandinave, tantôt vers la nuance bronzée, comme chez les Européens du Sud. Certaines parties, comme les joues, se peignent de couleurs un peu plus vives : il en est de même des doigts. L'action du soleil est connue de tous : elle enduit de hâle la peau, lorsque celle-ci n'est pas abritée, et son influence, continuée depuis de longues générations, différencie les habitants des climats froids de ceux de la zone chaude. Une grande dame espagnole, de race autochtone, n'aura jamais le teint blanc et rose de la plus vulgaire servante d'auberge de Stockholm. La structure de la peau est poreuse ; elle est criblée de glandes sudoripares, destinées à entretenir l'éclat et l'humidité de l'organe, glandes qui émettent une sécrétion à la fois salée et savonneuse,[1] primitivement liquide, mais destinée à s'épaissir.

Pour le médecin, la peau ne laisse rien à désirer quand elle est douce, luisante, un peu humide, pâle, élastique et tendre. Mais les caprices de la mode n'exigent pas toujours des conditions identiques à elles-mêmes de là l'emploi des différents fards, destinés à perpétuer, en apparence, beauté, jeunesse, santé. Nous aurions pu ajouter que la peau comprend le derme et l'épiderme, dont le nom désigne la situation extérieure ; c'est, bien entendu, l'épiderme que l'on aménage suivant les règles de l'élégance.

Respectant toutefois, avec le creux de la main, les paupières supérieures et les lèvres, les poils tantôt fins, tantôt plus durs et plus grossiers, blond duvet ou barbe épaisse, envahissent toutes les parties du corps que l'homme ou la femme montrent ordinairement. On peut prosaïquement comparer un poil à un oignon : comme pour ce dernier, en dessous de la tige, qui constitue la partie apparente du poil, est un « bulbe » enveloppé dans une poche de l'épiderme nommée « follicule. » Anciens et modernes ont lutté d'ingéniosité pour supprimer l'excès de cette végétation parfois trop indiscrète. Découvrant leurs bras et leurs épaules, les Romains des deux sexes s'épilaient à la pincette, procédé désagréable, radical en apparence seulement, et qui ne mérite pas d'explications, non plus que la méthode de boules de poix appliquées sur la peau qui arrachaient les poils, entraînés par adhésion. Les élégants de Rome se frottaient aussi les bras avec de la pierre ponce.

---

1 On appelle savon, en chimie, la combinaison d'un alcali, potasse, soude, chaux, avec un acide gras, comme l'acide acétique, que tout le monde connaît, ou l'acide butyrique.

Antoine de Saporta

Tout le monde a lu, dans l'histoire grecque, l'anecdote de Denys le Tyran n'osant confier sa tête à un barbier armé de son rasoir, et obligeant ses filles à remplir cet office en se servant de coques de noix brûlantes qu'elles promenaient sur la figure de leur pore. De nos jours, plus d'une jeune fille, la veille d'un bal, s'est amusée à griller à la flamme d'une bougie les poils de ses bras, trop touffus à son gré. Mais en médecine, comme en parfumerie, on emploie à présent d'autres moyens. Lorsqu'on fait barboter de l'hydrogène sulfuré dans une solution de potasse, de soude, ou dans un lait de chaux, on obtient des combinaisons plus ou moins stables et définies, mais solubles dans l'eau, à base de sulfures alcalins ou calciques. Si l'on trempe dans cette liqueur, souvent trouble, une barbe de plume d'oiseau, des cheveux, des poils, ils sont amollis, désagrégés et finalement se réduisent en bouillie. Tel est le principe des liquides ou pâtes épilatoires, qu'on ne peut composer toutefois avec les réactifs primordiaux purs, ou bien parce qu'ils détruiraient la peau en même temps que les poils, ou bien parce que, avec une moindre causticité, l'effet produit ne serait pas assez rapide. Il faut donc tourner la difficulté.

Elle est résolue depuis longtemps chez les Orientaux, et c'est à leur imitation qu'on use d'un mélange qu'ils nomment *rusma* et qui est composé de chaux et d'orpiment ou trisulfure jaune d'arsenic. L'arsenic cède de son soufre à la chaux et le sulfure obtenu se combine au reste du sulfure d'arsenic pour former un composé mixte salin : le sulfarsénite de calcium. Nos chimistes modernes ont perfectionné le *rusma*, ils lui adjoignent soit de l'amidon, soit du blanc d'œuf, soit de la gomme pour former avec de l'eau une pâte suffisamment liante, ou bien ils offrent au public des liquides à base de sulfure de calcium, adouci par la glycérine. Ce qu'ils ne peuvent empêcher, par exemple, c'est la mauvaise odeur d'hydrogène sulfuré que dégagent toutes ces préparations ; si on essaie de corriger ce défaut par l'adjonction de parfums énergiques, le remède ne fait qu'accroître le mal. Seule l'essence de citron donne des résultats à peu près passables. La grande difficulté commune à toutes ces recettes est que, tandis que l'agent produit son effet, en rongeant les poils, il attaque aussi la peau ; il ne faut donc pas le laisser au contact de l'épiderme, au delà du temps strictement nécessaire pour produire l'effet voulu (une demi-heure au maximum avec le sulfure de calcium, et bien moins de temps avec l'orpiment). Lorsque le léger chatouillement qui suit l'application de la drogue fait place à une sensation douloureuse de brûlure, il est temps d'interrompre. On enlève l'eau ou la pâte, qui entraîne avec elle les poils amollis, on lave à profusion à l'eau tiède, et, s'il s'agit du visage, par exemple, on enduit la peau épilée d'un peu de matière grasse et souvent d'une légère couche de poudre de riz.

Somme toute, l'épilation par de semblables procédés doit être abandonnée aux seuls médecins ou chirurgiens. Appliquée par des mains ignorantes ou inhabiles, elle peut entraîner de graves accidents. Malheur, par exemple, aux comédiens auxquels pèse trop la nécessité de se faire continuellement la barbe et qui recourent aux pâtes épilatoires, qu'ils s'appliquent au hasard, en choisissant parmi les plus violentes ! Ils peuvent s'attirer ainsi de graves érythèmes. D'autant plus que l'effet des agents chimiques épilatoires n'est pas définitif, et qu'avec les moins énergiques, il faut recommencer au bout d'un mois. Nous n'avons pas besoin du reste d'insister sur l'inconvénient que présente pour l'organisme l'application, sur la peau, d'un rongeant à base d'arsenic.

Au temps actuel, il existe une méthode moins dangereuse et sensiblement plus efficace : nous voulons parler de l'épilation électrique. Seulement il faut procéder soigneusement, poil par poil, et, comme les séances, malgré l'insensibilisation à la cocaïne, ne peuvent pas durer trop longtemps, on n'arrive pas à supprimer chaque fois plus de 50 poils au maximum. On emploie, parait-il, un courant très faible, surtout s'il s'agit de dégarnir la lèvre supérieure d'une dame, mais on épargne à ce courant toute résistance à surmonter. Le patient, -plus souvent une patiente, — tient dans ses mains l'électrode positive ; l'électrode négative se termine par une aiguille en platine iridié, qu'on enfonce légèrement, pendant 20 ou 30 secondes, près du « bulbe » du poil à détruire. Il ne se produit pas, comme on pourrait le croire, une action caustique, mais l'influence électrolytique du courant résout le poil en une gouttelette liquide, qui, examinée de plus près, semble gonflée par d'imperceptibles bulles de gaz. À la suite de l'opération, la peau rougit légèrement, mais il n'y a pas d'autres inconvénients à redouter, si l'on évite de détruire le même jour deux poils trop voisins et tels que les, petites plaies en deviennent confluentes. Il vaut mieux épargner quelques poils et les réserver pour la séance suivante.

Malgré tout, l'épilation électrique n'arrive pas à produire une destruction définitive de l'organe. Le poil repousse à l'état de duvet, il est vrai, plus fin et plus serré. Néanmoins, c'est déjà un grand avantage de gagné pour les dames que la nature a ornées, non d'une jolie petite ombre sous le nez, mais de véritables rudiments de moustaches.

L' « odontologie » et l'art de la « prothèse » dentaire se rattachent à certains égards au sujet que nous examinons en ce moment, mais de nombreuses restrictions s'imposent. Si, pour le dentiste, une incisive vaut une canine et si une canine à l'importance d'une molaire, au point de vue esthétique, il importe surtout que la bouche soit garnie, sur le devant et sans lacunes, de belles dents blanches.[1] Dégarnie sur le devant, elle perd tout agrément, au lieu que l'absence de plusieurs grosses molaires, tout en creusant un peu trop les joues, ne gâte pas absolument la physionomie. À l'heure où nous écrivons, les mâchoires irréprochables sont tellement rares que presque tout le monde, d'après son expérience personnelle, pourrait indiquer aussi bien que nous les méthodes de remplacement des dents absentes. Ces organes se composent de trois parties dont les plus importantes, au point de vue qui nous occupe, sont la « couronne, » visible au dehors, et la « racine, » qui s'implante dans la mâchoire et maintient la dent ; entre les deux s'interpose le collet. » Souvent, pour une raison quelconque, couronne et collet ont disparu, tandis que la racine est demeurée saine. Vers la fin du règne de Louis XIV un dentiste nommé Fauchard imagina, en semblable conjoncture, de creuser le cœur de la racine et de sceller dans le trou un axe ou tenon de dent artificielle qui venant se superposer à la racine, rétablissait l'intégrité de l'organe primitif, au point de vue de l'aspect, comme de l'usage. Mais, à cette époque, on ne connaissait guère et' on pratiquait mal les procédés de désinfection, et, comme la condition 'absolument indispensable de la durée du résultat est le parfait nettoyage de la racine, la méthode des « dents à pivot » fut

---

[1] Il y a peu d'années, de jeunes Américaines de New-York avaient même imaginé d'orner l'intérieur de leur bouche de petits diamants montés sur fils et crochets en or dissimulés par les dents, de façon à posséder un sourire « étincelant ».

I. Les Fards

abandonnée pour revenir en faveur à l'époque contemporaine, où elle s'est grandement compliquée et perfectionnée.

D'autres fois, hélas ! les fondations de l'édifice font défaut et une, deux, plusieurs dents ont complètement disparu. On les remplace par des dents artificielles encastrées dans des plaques qu'on appuie sur les dents restantes. D'autres fois encore la plaque soutien, suffisamment flexible, repose sur les gencives par simple adhésion. On utilise ainsi un principe fondé sur une expérience connue. Deux blocs de marbre ou deux glaces bien polies sont mises en contact par leurs faces planes ; elles adhèrent bientôt au point qu'en soulevant la masse supérieure, on entraîne aussi le bloc inférieur. Ici les gencives et les plaques jouent des rôles parallèles.

Ces détails, trop vulgarisés aujourd'hui, ne présentent pas en somme un intérêt aussi vif que la discussion de la nature et de l'origine des matières devant suppléer les dents naturelles ou contribuant à fixer dans les mâchoires les dents factices. On a essayé de dents humaines nettoyées, limées et travaillées de façon à se réduire à la simple couronne ; elles imitent parfaitement la nature, et pour cause, mais ne durent guère.[1] Les dents de bétail suppléent aux incisives, mais, par trop brillantes au début, elles ne se conservent pas davantage, sans doute à cause de la différence d'alimentation de l'homme, omnivore, et des ruminants, herbivores. L'ivoire en est perméable aux sucs buccaux, tout autant que celui d'éléphant ou d'hippopotame. Toutes ces substances, qui présentent des inconvénients peu agréables à la vue et surtout à l'odorat, font place aujourd'hui à la porcelaine émaillée, non poreuse, inaltérable et d'une durée indéfinie. Souvent la porcelaine, émaillée en rose, imite les gencives elles-mêmes ; d'autres fois, c'est le caoutchouc qui prête le concours de sa plasticité. On doit aux Américains de curieuses recherches dans cet ordre d'idées, et leur sagacité s'est aussi exercée sur le choix des métaux à employer en prothèse dentaire. Il est très rare qu'un métal pur convienne parfaitement

---

1 Il ne s'agit pas dans le présent cas de dégarnir pour de l'argent la bouche d'un pauvre diable. Les dents, souvent très saines, qu'on est obligé d'extirper aux adolescents dont la mâchoire présente trop de désordre, fournissent en suffisance une réserve à utiliser. — Il n'est pas à propos de discuter ici une question plus curieuse qu'utile : la « greffe dentaire. » Mentionnons cependant un cas aussi intéressant qu'authentique : en s'y prenant habilement, on a pu faire reprendre des dents arrachées depuis plusieurs mois et simplement conservées dans un tiroir (Paul Dubois).

à un but proposé, et, contrairement à un préjugé très répandu, les alliages ne reproduisent nullement la moyenne des qualités ou défauts respectifs des métaux constituants. L'or pur se montre trop mou et trop flexible ; isolés, l'aluminium, l'argent, et surtout le cuivre, ne résistent pas aux acides de la bouche ; le platine, parfait au début quand on le mélange à l'or, subit une altération qui le rend cassant. Les meilleurs résultats s'obtiennent encore avec une dose rationnelle de cuivre combinée avec un excès d'or pur, ou d'or mélangé d'argent. L'or « riche » à 875 millièmes est malléable, ductile, mais peu élastique ; l'or « pauvre » à 800 millièmes devient cassant et communique à la salive un goût désagréable. Le premier convient seul à la mâchoire inférieure ; l'autre permet à l'opérateur de réaliser une petite économie en traitant la mâchoire supérieure (il est toutefois douteux que cette économie profite au client).

Nous autres. Européens, apprécions en première ligne la blancheur parmi les qualités d'une dentition saine et d'aspect agréable. On sait d'ailleurs que, dans une bonne partie de l'Asie, les dents noires sont seules prisées, et les voyageurs qui signalent cette anomalie de goût ne manquent pas d'en faire ressortir l'absurdité. Ils n'ont certes pas tort, mais il convient de replacer la question sous son jour véritable. La teinte noire provient de l'usage journalier du « bétel » et elle n'est venue à la mode qu'à raison d'habitudes dérivant elles-mêmes d'une hygiène inconsciente, mais très logique. Comme les chaleurs des tropiques épuisent l'estomac et engendrent l'inappétence, les habitans do la Malaisie, de l'Indo-Chine et des contrées voisines ont adopté l'usage de mâcher des feuilles de bétel, mélangées de poudre de noix d'arec, de feuilles de tabac, de cardamome, girofle, et autres aromates qu'on saupoudre enfin de chaux provenant de la calcination d'écailles d'huîtres, le tout combiné suivant le goût du consommateur, qui puise à son gré dans les différents compartiments renfermant ces drogues, à peu près comme un gourmet qui assaisonne une salade. Le besoin de cracher diminue ; l'estomac se fortifie ; les gencives se raffermissent, et l'haleine acquiert une odeur agréable. Ajoutons que le goût de ce mélange aromatique et astringent est de nature à satisfaire même le palais d'un Européen. Par exemple, la salive du consommateur acquiert une bizarre, couleur rouge, mais, ce qui est pire, les dents noircissent rapidement, puis se carient et enfin disparaissent, mais sans causer la moindre douleur. En somme, la mode du bétel se résume à sacrifier complètement les dents en faveur du bon fonctionnement de l'estomac, et certains médecins l'ont jugée plus utile que nuisible.

II

Sans remonter au temps des patriarches antérieurs au déluge, ni descendre non plus jusqu'à l'époque où la reine Jézabel peignait son visage, nous pouvons fournir quelques renseignemens assez curieux et plus précis qu'on ne serait tenté de le croire sur. les artifices de toilette en usage dans l'antique Égypte des Pharaons. Nous mettrons à profit pour cela un intéressant travail, du professeur Fischer, de l'Université d'Erlangen.

L'Orient, comme on le, sait, se caractérise par l'immobilité de ses coutumes. Il y a quatre mille ans comme aujourd'hui, les femmes de cette région enduisaient leurs paupières, leurs sourcils et le coin de leurs yeux, pour les grandir, d'une substance noire à laquelle nous donnerons son nom moderne de *Kolh*. Le *Kolh*, dont se servit Jézabel, est le sulfure d'antimoine naturel, noirâtre comme la plupart des combinaisons du soufre avec les métaux ou les corps simples de nature semi-métallique, noirâtre aussi comme le sulfure de plomb, ou galène, plus commun et moins cher, qui, autrefois comme de nos jours, servait à falsifier l'antimoine sulfuré, Quelquefois jadis, et bien souvent aujourd'hui, on substitue le noir de fumée ou la plombagine aux sulfures métalliques.

On a trouvé à Achnim (Haute-Égypte) de petits sachets déposés auprès d'une momie et renfermant une poudre noire qu'a analysée le célèbre chimiste allemand von Baeyer. Elle ne contient pas d'antimoine, mais un mélange de sulfure de plomb et de charbon : Baeyer a même pu la reconstituer synthétiquement et prouver que l'antique drogue provenait de sulfate de plomb calciné avec du charbon et « réduit » suivant le terme technique.

En réalité, quoique toujours désignés sous le nom d'antimoine, les fards de couleur noire étaient, dans l'Égypte primitive, le plus souvent constitués de sulfure de plomb. Ce n'est donc pas d'aujourd'hui que les parfumeurs vendent, — à gros prix naturellement, — des substances vulgaires déguisées sous le nom de drogues analogues plus précieuses. On incorporait, bien entendu, la poudre noire dans un peu de graisse, d'où résultait une sorte de pommade, et, comme toutes les pommades, le fard se conservait dans de petits pots en argile, en albâtre, en stéatite. Même sur l'un d'eux, taillé dans l'ivoire et fort joli, les égyptologues ont pu déchiffrer le nom de la princesse Ast, qui en avait, fait usage, il y a trente siècles et plus. Dans certains fards, on a reconnu la présence de sels ou de minerais à base de fer, de manganèse, et enfin de cuivre, dont les combinaisons fournissaient des fards verdâtres ou bronzés. Il paraît vraisemblable, qu'au moins à une époque donnée, une teinte de ce genre ait été à la mode en Égypte, pour les sourcils, et l'inspection de certaines statues le donne à supposer. Fait douteux, soit ! mais il est certain que cette coutume n'a aucune, chance de ressusciter de nos jours.

Non contents de se barbouiller les yeux et sourcils, souvent par coquetterie, souvent aussi par hygiène, car certains de ces fards ont pu aussi bien jouer le rôle de collyres, les anciens riverains du Nil connaissaient le blanc et le rouge, savaient se teindre les cheveux et portaient perruque. On sait que la feuille du henné (*Lawsonia inermis*) sert encore en Orient à la coloration des ongles des mains et des pieds ; il est probable que ce rôle tinctorial est peu de chose auprès de ses multiples et anciens emplois, car chez les Égyptiens et sans doute aussi les Hébreux, ce végétal servait à la fois à l'usage précédent, comme colorant des joues trop pâles et surtout comme parfum. À l'imitation de, leurs anciens maîtres et des nations voisines, les Juifs tenaient surtout à agrandir, à embellir les yeux, et à donner de l'éclat à leur regard, pratiques que suivaient du reste chez eux les femmes les moins recommandables s'il faut en croire les Prophètes. Il est visible que l'*ars ornatrix*, non seulement permis, mais encouragé par la foi, car innombrables sont les textes laudatifs concernant les divers parfums, que l'*ars ornatrix*, disons-nous, dérivait quelquefois vers des pratiques moins innocentes. À en croire M. Paschkis, une des filles de Job se serait appelée *Keren Hapuch*, ce qui signifie, paraît-il, « petit pot de fard, » surnom à coup sûr étrange pour la fille d'un patriarche. L'auteur viennois va plus loin ; il est persuadé que, pour affronter le regard d'Assuérus son royal époux, Esther non seulement se parfuma, comme l'indique formellement la Bible, mais se peignit la face, et il donne pour raison qu'à cette époque, les Juifs, sans cesse en contact avec les peuples voisins, en avaient adopté certaines habitudes. Comme, en Orient, elles se modifient bien peu, ce n'est point se lancer dans une digression que de passer des anciens Juifs ou Perses aux Persans modernes et aux Syriens actuels.

Lisons le récit de Chardin le célèbre voyageur du XVIIe siècle. Allant de Paris à Ispahan, il passe d'abord par la Mingrélie et remarque l'excès de fard dont les femmes du pays, — principalement les moins belles et les plus âgées, — couvrent leur visage, observant en outre que celles qui sont jeunes et jolies peignent au moins leurs sourcils. En Perse, la mode est aux sourcils noirs et épais : aussi les Persanes qui, à leur gré, ne se jugent pas assez favorisées sous ce rapport, les teignent et les frottent de noir sans préjudice d'une mouche noire au bas du front et d'une autre petite marque violette à la base du menton, celle-ci indélébile. Elles s'enduisent aussi mains et pieds de cette pommade orangée qu'on nomme *hannah*, qui est merveilleuse pour garantir la peau contre le hâle. Chardin ajoute que cette application leur épargne l'usage des gants qu'elles ne connaissent pas. Au fond, répétons-le, l'emploi des fards découle presque toujours de pratiques hygiéniques rationnelles.

On dira que les renseignements de Chardin remontent à une époque déjà reculée. Mais ceux que nous fournit la princesse de Belgiojoso coïncident avec la période ultime de la civilisation orientale encore préservée de toute infiltration européenne, puisqu'ils remontent à une cinquantaine d'années environ. L'usage ou, pour mieux dire, l'abus du fard règne universellement dans les harems de Syrie. Par malheur, à la date où écrit la voyageuse, les miroirs y sont rares et chers, et chaque femme n'a pour guide de sa toilette que les conseils très intéressés de ses compagnes, toujours prêtes à redouter une rivale et qui la poussent avec perfidie à se barbouiller à tort et à travers. C'est un véritable concours de grossières enluminures entre odalisques : vermillon sur les lèvres, rouge sur les joues, sous le nez et le menton, au front, blanc « à l'aventure, » bleu autour des yeux. Quant aux sourcils, on en prolonge l'arc jusqu'à la tempe vers l'extérieur et du côté de l'intérieur du visage jusqu'à la naissance du nez. Nous allions oublier les mains et pieds bariolés de teinture orange. Comme, chaque fois que la femme turque se lave, elle est obligée de se repeindre à fond, elle s'épargne cette peine en ne se débarbouillant que le moins souvent possible. Détail prosaïque bien fait pour dépoétiser les Orientales !

III

L'emploi du fard et des divers artifices de toilette ne fut pas ignoré des anciens Grecs ; il est probable même qu'aux âges héroïques et historiques, les hommes se teignirent cheveux et peau autant et plus que les femmes, car il est connu que dans les sociétés primitives, le goût des ajustements est l'apanage du sexe fort pour le moins autant que chez nous le monopole du sexe faible. Mais quel intérêt présenterait l'exposition d'un petit nombre de faits isolés ? Les Grecs de la belle époque étaient principalement blonds, quoique l'élément brun existât aussi parmi eux. Or les peuples blonds, — le fait n'a pas besoin d'être expliqué, — paraissent moins disposés à user du maquillage. Seulement, à la suite de guerres successives prolongées pendant des siècles, la race brune, plus résistante, persista seule dans la Grèce, ruinée, appauvrie et d'ailleurs « orientalisée, » s'il est permis de s'exprimer ainsi. Les Grecs, par leur contact avec les Asiatiques, en adoptèrent les mœurs et les usages, parmi lesquels la coutume du fard pour les femmes à la mode.

Quelle était la couleur du teint chez les vieux Romains ? Nous l'ignorons au juste,[1] mais la même explication, — c'est-à-dire le fait d'une race blanche de peau, claire de cheveux, aux joues roses, devenant peu à peu, par sélection, brune à teint mat ; la même explication, disons-nous, paraît plus que vraisemblable. Cent ans avant l'ère chrétienne, non seulement Rome se grécisait par son contact avec l'antique Hellade, mais les légions romaines qui, jusqu'alors, n'avaient guère combattu que des Italiens, des Grecs, des Orientaux, des Africains, des Espagnols, se trouvèrent en conflit avec des peuples d'origine gauloise et germaine. Les captifs des deux sexes, arrachés à ces nations du Nord, amenés en Italie, ou transplantés dans les anciennes provinces, éblouirent Romains et surtout Romaines par l'or de leur chevelure, par leur

1 Ovide qualifie les Sabines contemporaines de Romulus de *rubicundæ*, c'est à dire de « grosses rougeaudes » (fort peu semblables aux gracieuses héroïnes immortalisées par David).

I. Les Fards

peau transparente et fraîche, avantages fort rares sur les rives de la Méditerranée. Comme, en même temps, les mœurs antiques se transformaient, que les vieilles traditions s'effaçaient, les artifices de toilette de toute espèce, inconnus auparavant, firent leur apparition, parce qu'il était de bon ton dans le mondé élégant d'imiter l'extérieur des vaincus du Nord et de l'Occident, en ayant recours aux drogues et aux recettes transmises par les peuples soumis en Orient. La mode s'en propagea avec une rapidité inouïe dans tout le monde romain, pour durer plusieurs siècles et continuer sous le Bas-Empire.

Les documents relatifs à ce sujet foisonnent. On peut débrouiller un peu ce chaos en les classant en trois séries : écrits techniques, en prose ou en vers ; anecdotes dont fourmille l'histoire publique ou privée ; puis, plus tard, extraits fort curieux des œuvres des Pères de l'Église, Grecs ou Latins, qui presque tous ont sévèrement attaqué et condamné tout déguisement de ce genre. La fréquence même et l'énergie de leurs anathèmes prouve qu'ils n'avaient pu, malgré leur autorité, couper le mal dans sa racine. Encore ferons-nous remarquer que l'examen des soins de propreté, des raffinements de toilette, que l'emploi des parfums ne concernent pas notre sujet, parce que ces pratiques, quoique décrites, mentionnées ou blâmées dans des passages bien voisins de nos citations, ne constituent pas le petit mensonge en action que nous suivons à travers le cours des siècles.

Comme érudits, nous ferons comparaître Pline et Ovide. Le premier ne prend même pas en pitié le sort d'un proscrit des triumvirs, L. Plotius, parce que ce malheureux abusait des parfums et que les effluves caractéristiques des odeurs dont il se saturait permirent à ses meurtriers de découvrir la retraite où il était caché ; pourtant il n'a pas d'accents aussi indignés lorsqu'il parle des femmes qui se noircissent lés yeux ou les cils avec du bitume grillé, de l'antimoine. Il se contente de dire - avec juste raison - que la nature a créé les cils ou les yeux dans un autre dessein. Il mentionne la céruse, dont les Romaines usaient largement pour rendre éclatante la blancheur de leur peau et qui, de son temps, se préparait déjà à peu près comme aujourd'hui. La terre de Chios ou celle de Samos (sans doute des variétés de craie) remplissait le même but. Enfin chez les Germains et dans les Gaules, non seulement les femmes, mais les guerriers plus souvent encore, frottent leur chevelure avec un mélange de suif de chèvre et de cendre de hêtre : ce « savon, » comme nous dirions aujourd'hui, blondit les cheveux, et les Romaines en adoptent l'usage avec empressement. Un peu amplifiée pour les besoins de la scène, cette circonstance a même été rappelée dans un ballet intitulé : *l'Empire de la Mode*. Écoutez le *Mercure de France* d'août 1731 rendant compte de la représentation :

« Plusieurs sauvages se peignent le visage pour ne point laisser paraître les mouvements de leur âme. Ils sortent des bois, de leurs retraites et viennent livrer aux marchands romains le fard, la céruse, la pommade, le vermillon que ceux-ci mettent à la mode parmi les dames romaines, lesquelles s'en servent pour réparer des ans l'irréparable outrage. » Où ce ballet, avec les pas réglés par Blondy et Malterre aîné, fut-il dansé ? A l'Opéra, sans doute ? Non point, mais sur le théâtre et par les élèves du collège Louis-le-Grand alors dirigé par les Jésuites,[1] à l'occasion d'une distribution de prix.

Ovide, en dehors de ses Métamorphoses et autres œuvres en vers, a rédigé en distiques fort harmonieux un poème moins connu intitulé : *De medicamine faciei* dont nous n'avons malheureusement que le début, juste cent vers :

*Discite quae faciem commendet cura, puellae,
Et quo sit vobis forma tuenda modo.*[2]

Il est du reste fâcheux que de nombreuses lacunes, variantes ou fautes de copie enlèvent toute valeur aux renseignements sur les préparations propres à rafraîchir le teint. Ces préparations, au surplus, obscures et compliquées, ont fait déclarer aux médecins modernes qu'Ovide n'entendait rien à la pharmacie. Quand on feuillette Pline lui-même, on s'étonne des moyens embrouillés, des procédés dégoûtants que les parfumeurs ou médecins de Rome recherchaient pour l'obtention des drogues de toilette ou remèdes les plus simples.

Ces vieux beaux, ces vieilles coquettes, ces jeunes élégants ou élégantes ne jouissaient pas comme actuellement, lorsqu'ils se

1 Ernest Boysse, *le Théâtre des Jésuites.*
2 Apprenez, jeunes filles, les soins qu'exige la face et comment il faut conserver votre beauté.

paraient, des bienfaits de la lumière artificielle ; il est probable qu'au grand jour, leurs couleurs empruntées, leurs cheveux factices, ne trompaient personne. Aussi les poètes satiriques les daubent-ils à cœur joie, surtout à une époque où le lieu commun s'épanouissait dans tous les écrits ; Martial, en variant à peine la forme, ressasse bien des fois les mêmes plaisanteries. La mode était d'abord aux teints pâles, Ovide le déclare formellement :

Palleat omnis amans : hic est color aptus amanti.[1]

Aussi craie et céruse recouvraient en couche épaisse ces visages que Martial comparait à une mûre. Chose digne de remarque, aucun auteur ancien n'a fait allusion aux graves dangers que présentait pour les femmes l'emploi quotidien de cette dernière substance ; il est probable que, dans la plupart des cas, de la craie, du talc, matières fort communes et inoffensives, se déguisaient sous le nom fallacieux de céruse, drogue plus rare et plus chère, pour le plus grand bénéfice des parfumeurs et aussi de la santé des dames de Rome.

Les mêmes femmes plâtrées mettaient-elles du rouge ? Les Romains connaissaient parfaitement ce fard sous le nom de purpurissum (était-ce du minium, du carmin, de l'orseille ? nous l'ignorons), mais sous le haut Empire on devait user peu de cet ingrédient, car les poètes érotiques comme Ovide et consorts n'en parlent presque pas pour le recommander, et Martial n'en ridicule pas l'abus. Il faut pour retrouver une indication curieuse sur ce détail remonter de deux ou trois siècles en arrière et s'attaquer à un passage de Plaute dans la pièce intitulée : *Mostellaria* ou *le Revenant*[2] Philémathie, jeune personne plus jolie que farouche, assistée d'une vieille soubrette Scapha, procède à sa toilette sous les yeux de son amant, Philolachès, dissimulé derrière un rideau. Elle réclame d'abord du blanc, puis du rouge. « Non point, réplique Scapha, tu es trop belle pour cela ! Vouloir gâter par des couleurs postiches un chef-d'œuvre de la nature ! Est-ce qu'il faut à ton âge toucher à aucun espèce de fard, blanc de céruse, blanc de Mélos (craie), ou toute autre couleur empruntée ? Prends donc ton miroir... » Après quoi, Scapha se livre à une sortie d'un goût douteux contre

---

1 Que tout amant soit pâle, le teint pâle convient à l'amant.
2 C'est le modèle du *Retour imprévu* de Regnard.

Antoine de Saporta

les vieilles femmes qui abusent des parfums et du fard en temps de chaleur. Il est clair d'ailleurs qu'à Rome comme en Grèce, le maquillage, avant de se généraliser, a tout d'abord été mis en pratique par les courtisanes et les personnes âgées.

À un teint d'albâtre il était de mode d'associer des sourcils bien noirs et de grands yeux comme en Orient. Le noir de fumée y suffisait, mais, selon la pratique du temps, ou s'alambiquait l'esprit à rechercher, pour les torréfier, des matières bizarres, comme des œufs de fourmis, et réaliser ainsi, à grand-peine, un produit si facile à obtenir. Un passage de Properce semble faire allusion à des marques au crayon bleu dessinées sur les tempes pour renforcer les veines ; mais ne s'agit-il pas tout simplement de sourcils prolongés à l'aiguille enduite de noir, car on sait que les Latins ne distinguaient pas nettement le noir du bleu, l'adjectif *cœruleus* employé par Properce s'appliquant tantôt à l'une, tantôt à l'autre de ces deux couleurs.

D'abord très recherchée, mais seulement dans la haute société, la nuance blonde ou rousse pour les cheveux se vulgarisa et finit à la longue par caractériser les femmes les moins recommandables. Les Romaines qui se trouvaient trop brunes à leur goût recouraient à deux procédés : ou bien elles se teignaient les cheveux au moyen d'alcali, ou bien, ce qui était plus simple, elles avaient recours aux dépouilles de la tête des Germains et des Germaines. Du temps où la mode autorisait ou tolérait les cheveux noirs pour une élégante, celle qui commençait à grisonner rajeunissait en apparence avec une teinture de brou de noix à laquelle le poète Tibulle fait allusion. Martial, parlant d'un homme qui use de la même recette, dit que le « cygne » de la veille se métamorphose en « corbeau. »

Au temps où vivait Martial, le christianisme commençait à se répandre, et moins d'un siècle d'intervalle sépare la date de la mort du poète espagnol de l'âge où écrivait saint Clément d'Alexandrie, qui ouvre la série nombreuse des Pères de l'Église ayant tonné contre les artifices de toilette ou pour mieux dire contre la toilette elle-même et le luxe. Leurs attaques, jugées par un lecteur moderne, sembleraient d'abord bien violentes et paraîtraient dépasser la mesure. Mais il ne faut pas, à notre époque terne et opportuniste, juger, par la comparaison des petits ridicules que nous avons sous les yeux, des abus fort graves qui régnaient dans le monde. païen et que l'Église cherchait à corriger chez les néo-chrétiens.

Dans son *Pædagogus*, sorte de traité d'éducation, saint Clément compare à des temples égyptiens, superbes au dehors, et cependant recélant une bête immonde, objet d'un culte incompréhensible, à des temples égyptiens, disons-nous, les femmes qui s'oignent les joues, se teignent les yeux, colorent, leur chevelure, ou même se frisent et portent de l'or. Il fait observer très justement qu'elles compromettent leur beauté et qu'elles ne peuvent guère se montrer au grand jour, ni bien remplir leurs devoirs de mères de famille. On accentue, dit-il, par du noir de fumée les sourcils trop faibles ; la brune corrige son teint avec de la céruse ; celle qui se juge pâle se barbouille d'un fard liquide (de rouge sans doute) ; ces sortes d'emplâtres trahissent chez celles qui les portent non unie plaie extérieure, mais une véritable maladie de l'âme. « Malgré tes ornemens de pourpre et d'or et tes yeux peints à l'antimoine, ta beauté est vaine, » dit-il, citant Jérémie. Une femme peinte se transforme en idole, ce qui est contraire à la loi divine. Est-ce que, conclut-il enfin, les chevaux et les oiseaux s'ajustent de fausses crinières et se parent de plumes fausses ? Ne sourions pas trop de ce dernier argument ; tout enfantin qu'il nous paraisse, il était si cher aux classiques que Boileau, quinze cents ans plus tard, l'a repris et ressassé sous toutes ses formes dans sa VIe satire.

Après les matrones vient le tour des hommes. Saint Clément blâme d'abord l'abus de l'épilation ; nous ajouterons, avec Pline, à l'adresse de ceux qui comprennent difficilement l'importance capitale dont jouissait cet art chez les anciens, qu'une habile épilation devenait une source de profits pour les marchands d'esclaves et les propriétaires peu scrupuleux, en rajeunissant l'apparence de leur bétail humain quand il était mis en vente. Puis notre écrivain, s'appuyant sur un texte de saint Mathieu dont il détourne un peu le sens, taxe de sacrilège les vieillards qui convertissent leurs cheveux blancs en cheveux noirs. Renouvelant une métaphore familière aux rhéteurs de l'antiquité, il déclare que celui qui pare sa tête de couleurs fausses, ne saurait posséder une âme droite. Il condamne même l'habitude de se raser, pour des raisons trop longues à développer ici, et propose naturellement l'exemple des lions et des sangliers.

Tertullien, qui a écrit sur ou plutôt contre la toilette des femmes,

Antoine de Saporta

produit des argumens à peu près semblables, dont quelques-uns ne seraient pas désavoués par un médecin moderne. À propos de perruques rousses, il fait appel au patriotisme des Romaines qui rougissent presque de leur nation et semblent regretter de n'avoir pas vu le jour en Gaule ou en Germanie. Comme Tertullien, et ainsi que nous l'avons dit au début de ce travail, saint Cyprien attribue' au démon descendu sur la terre l'art de teindre les étoffes, d'ajuster en bijoux les pierres précieuses et l'or. Mais les modes ont changé depuis ses devanciers et, si la coutume de se noircir les yeux et de se teindre les cheveux en blond (*crines flammeæ*) règne toujours, le rouge, déjà nommément anathématisé par Tertullien, semble avoir pris sa place sur les joues à côté de la céruse.

Enfin le paganisme est terrassé. On pourrait croire que l'habitude de se peindre va complètement disparaître des mœurs. Il n'en est rien. Saint Basile, saint Jérôme, saint Jean Chrysostome, saint Grégoire de Nazianze luttent encore avec énergie contre les anciennes coutumes que les chrétiennes ne peuvent se résigner à abandonner ; elles mettent toujours du blanc sur toute leur face, du rouge sur leurs pommettes, enfin du noir aux sourcils, et, à ce dernier sujet, saint Basile compare le trait artificiel au croissant de la lune. Les lèvres ne sont pas oubliées dans la distribution du *purpurissum*, car saint Jean Chrysostome assimile la bouche d'une femme qui se peint à la gueule ensanglantée -d'une ourse. Plus modéré dans ses expressions, saint Grégoire se contente d'avertir ses lectrices que cette pratique ne les embellit nullement.

IV

On a remarqué depuis longtemps que la peau, après avoir été nettoyée au savon ou lavée à l'eau pure, redoute le contact de l'air qui la rend rude et gercée, même si elle a été soigneusement essuyée. Pour la préserver de cet inconvénient, comme aussi pour en absorber les sécrétions, on a eu recours, d'assez bonne heure, aux poudres végétales répandues en couches infiniment minces, et cette pratique nous amène à parler des fards blancs en poudre dont la poudre de riz constitue le premier degré et, à coup sûr, le plus innocent. Elle était déjà recommandée au XIVe siècle par le célèbre

Guy de Chauliac, mais actuellement elle ne prête plus que son nom aux produits pulvérulents vendus par les parfumeurs parce qu'on lui reproche de ne pas « couvrir assez. La poudre d'amidon offre des reflets bleuâtres et la fécule de pommes de terre des reflets jaunâtres qui ne permettent pas leur emploi comme fard, à l'état de pureté.

Mais on utilisera plutôt les poudres minérales de couleur blanche (en conservant la dénomination de poudre de riz décorative) et, en cela, on ne fera que se conformer aux habitudes des anciens Romains et peut-être aussi des Égyptiens contemporains de Sésostris. Tout sel blanc, pulvérulent, insoluble dans l'eau, fera l'affaire, qu'il soit un composé naturel ou un produit de laboratoire.

Donc instinctivement, on a éliminé toutes les bases qui, comme la potasse ou la soude, rendent solubles les sels, toutes les bases aussi fournissant des composés colorés comme le fer, le manganèse, le cuivre. Il reste encore du choix, puisque l'on dispose de certains dérivés de chaux, de magnésie, de baryte, de zinc, de bismuth et de plomb, sans parler même de la silice pure.

La craie ou carbonate de chaux naturel s'emploie depuis la plus haute antiquité. Avec la céruse, ç'a été le blanc classique des matrones de l'empire romain.

Crassior in facie vetulæ stat creta Fabullæ.[1]

Blanc un peu grossier, par exemple, et on a mieux actuellement, le carbonate de chaux « précipité » qu'on obtient en traitant par le carbonate de soude un sel soluble de calcium, le chlorure, par exemple, lavant et séchant le résidu, ou le carbonate de magnésie précipité qui se prépare d'une manière analogue.

Mais il est plus économique encore de recourir au talc ou silicate de magnésie hydraté, bien connu de nos lecteurs ou lectrices, puisque le talc en fragment sert aux tailleurs à indiquer les rectifications de coupe sur les costumes qu'ils essayent et le talc écrasé à saupoudrer l'intérieur des gants neufs. Le talc, grâce à son bas prix, s'utilise encore en vue d'un emploi moins licite et s'incorpore aux savons de mauvaise qualité dont il augmente frauduleusement le poids sans accroître la qualité. Quoi qu'il en soit, il se pulvérise très

---

1 Martial. La craie s'entasse toujours plus épaisse sur la face de la vieille Fabulla.

finement et remplace avec avantage la craie avec laquelle il a été souvent confondu, car même de nos jours on le nomme encore en parfumerie « craie de Briançon. »

Pour augmenter l'éclat de cette poudre, on ne se contente pas de broyer et de tamiser le minéral, mais on le lave à l'acide acétique pour le débarrasser des traces de craie qu'il peut renfermer, on le rince à l'eau et finalement on le sèche sous le nom de « craie de Venise. » Le talc est déjà cité par Porta, savant opticien napolitain de la fin du XVIe siècle, qui s'est amusé à composer tout un traité sur les artifices de toilette. On n'a aucun avantage à préparer le talc artificiellement, mais on a proposé de lui substituer la silice pure réalisée par synthèse chimique.

Nous ne dirons rien sur les sels de baryte (carbonate et sulfate) parce qu'ils ne conviennent que médiocrement, ni sur le blanc de zinc ou oxyde de zinc, quoiqu'il ait bien son mérite. Le « blanc de perles, » à base de bismuth, ne diffère souvent pas d'un remède dont tout le monde connaît l'emploi. Chez les pharmaciens, il est chimiquement pur, mais chez les parfumeurs droguistes (au moins en Autriche, s'il faut en croire Paschkis) il renferme souvent de l'arsenic. La céruse, carbonate de plomb ou blanc de plomb dont la préparation est si anciennement connue, n'a pas toujours été distinguée de la craie dont elle diffère sous bien des rapports cependant : c'est un fard admirable en tant qu'auxiliaire décoratif, mais extrêmement dangereux au point de vue hygiénique.

Il est évident que ces poudres minérales, lorsque la transsudation de la peau les humectera, subiront une épreuve chimique, au sujet de laquelle la science contemporaine pose trois distinctions. Et d'abord la poussière ne peut-elle absolument résister ? Si la substance chimique qui la compose était agglomérée à l'état de bloc compact, elle ne céderait absolument rien à des agents de force aussi médiocre que les sécrétions de la peau ; à l'état de division et avec le temps, sa résistance fléchit un peu, mais si peu que l'entraînement vers l'intérieur reste négligeable (exemple le blanc de baryte ou sulfate de baryte). Puis, et c'est le second cas, quand il s'agit d'un sel de chaux ou de magnésie, peu importe la résorption, car l'organisme ne reçoit alors de l'extérieur que des éléments qu'il possède naturellement. Puis enfin, et c'est la troisième circonstance, des métaux absolument étrangers à la constitution de notre corps sont dissous à l'état de traces et aspirés ensuite à travers l'épiderme. Alors le danger peut exister.

Il éclate alors avec ce malheureux blanc de plomb, il se montre aussi avec les fards à base de bismuth quand ils sont souillés d'arsenic ou même mélangés de sels de bismuth solubles. En revanche, la nocuité des blancs à hase de zinc ne paraît pas absolument démontrée, quoiqu'un médecin spécialiste, le docteur Tuttle, de New-York, les condamne en toute rigueur. La plupart du temps, au reste, on associe différentes matières entre elles : par exemple, le carbonate de magnésie à l'oxyde de zinc et au talc de Venise qui donne de l'adhérence à la poudre.

En été, la transpiration des pores de la peau entretient celle-ci dans un état de lubrification suffisant pour l'adhésion des poudres jouant le rôle de fards, mais en hiver et dans les climats froids, et lorsque enfin la femme qui désire embellir son teint, doit se produire en plein air, l'application directe d'une poussière sèche ne donnerait pas de résultats durables. On a recours alors aux fards gras, c'est-à-dire que la poudre est additionnée d'une petite quantité de *sperma ceti* (blanc de baleine) ou de beurre de cacao. Quelquefois aussi on répand la poudre sur la peau enduite à l'avance d'une légère couche de corps gras. À côté des fards : gras se placent tes fards liquides qu'on appelle encore parfois « émaux ; » leur nom est impropre, car ce sont simplement, d'après le docteur Tuttle, des poudres blanches à base de plomb ou de zinc en suspension dans de l'eau aromatisée dont le sujet se barbouille la face.

Mais ce n'est pas tout : aux lis du teint il faut joindre les roses. Pour les obtenir on se sert de fard blanc, à base de talc et d'oxyde de zinc par exemple, dans lequel on incorpore à doses convenables, soit de la carthamine, soit du carmin, deux drogues, l'une d'origine végétale l'autre de nature animale, connues et employées depuis des siècles et qui du moins ne jouent par elles-mêmes qu'un rôle absolument inoffensif.

On cultive en Égypte, dans le Levant, et en Espagne le « carthame » ou « safran bâtard, » *Carthamus tinctorius* des botanistes. Lorsque, les pétales de ses fleurs étant convenablement écrasés, on les traite par l'eau pure, le liquide se charge d'un principe colorant jaune dont tout d'abord on se débarrasse. La bouillie résiduelle est ensuite mise à macérer avec une lessive faible de carbonate de soude ; on filtre le mélange et l'on obtient de nouveau une solution jaune. C'est enfin de cette dernière liqueur qu'on précipite par addition d'un acide, vinaigre ou jus de citron, une substance d'un rouge splendide, laquelle, desséchée, constitue la « carthamine » pure. Insoluble dans l'eau et les acides, soluble dans l'alcool et dans l'éther, la carthamine pulvérulente s'offre avec une couleur violacée à reflets verdâtres ; elle perd sa nuance en se dissolvant dans les alcalis et s'altère à l'humidité.

Quant au carmin, peu de personnes ignorent qu'il s'extrait de la cochenille, petit insecte qui séjourne sur le nopal ou cactus. Comme le rouge de carthame, c'est un composé assez complexe dont le rôle chimique, peu accentué à la vérité, se rapproche de la fonction acide.

Même, parmi les divers procédés d'extraction, l'un d'eux est exactement parallèle à celui que nous avons résumé pour la carthamine. Mais le meilleur carmin s'extrait de la « laque carminée, » précipité formé de carmin entraîné par l'alun. La laque carminée, le carmin liquide à l'ammoniaque dont se servent les dessinateurs, les architectes, les élèves construisant leurs épures, ont même origine, même nature, et remplissent à peu près le même but que la drogue que débitent les parfumeurs, à l'état soit de poudre, soit de pâte, pour accroître la fraîcheur du teint Ce qui explique le succès du carmin, c'est qu'il ne nuit pas à la santé - nous l'avons déjà dit - et qu'étendu sur le papier ou appliqué sur la peau d'une coquette, il ne s'altère point à la lumière.

En présence des avantages qu'offrent ces deux substances, peut-on espérer du succès pour les autres composés chimiques qu'on a proposés à l'usage des personnes trop pâles à leur gré ? L'oxyde de plomb ou minium, connu de toute antiquité, est trop grossier : on l'abandonne aux clowns et aux artistes dramatiques de bas étage. Le cinabre ou sulfure de mercure coûte assez cher ; il donne d'excellents résultats au point de vue de la coloration et de détestables au point de vue de la santé du sujet, car il détermine l'absorption de mercure dans l'organisme. Si, par bonheur, il ne se diffusait lentement à travers les pores de l'épiderme, il provoquerait d'inévitables accidents qu'il entraîne presque immédiatement lorsqu'on l'applique sur les lèvres.

I. Les Fards

Au bon vieux temps, les femmes qui se peignaient la figure n'avaient à se préoccuper, pour atteindre le but d'utilité contestable qu'elles poursuivaient, que d'affronter soit l'éclat du jour, soit la lueur des bougies, des quinquets ou du gaz. Aujourd'hui, comme troisième mode d'éclairage, dans les théâtres comme dans les salons de réception, la lumière électrique se généralise, et nous n'apprendrons à personne que ses reflets sont plus blancs, plus crus que ceux émis par les anciens procédés d'illumination. Mais si la physique moderne joue un vilain tour aux dames maquillées, en défiant leurs tentatives, la chimie actuelle vient à leur aide ; elle leur enseigne qu'à défaut du cinabre, vraiment trop dangereux, il existe dans la série aromatique une matière nouvelle, l' « éosine » [1] (ce nom en rappelle la belle teinte aurore) dont les combinaisons avec la potasse ou la baryte constituent d'excellents fards rouges sous les feux électriques parce que leur insensible reflet jaune, corrigeant la blancheur trop crue des rayons des lampes, imite parfaitement le teint normal.

Reprenons l'histoire des fards. Leur usage, après la ruine de l'empire romain, se concentre chez les Byzantins, et ce n'est pas beaucoup blâmer nos ancêtres du moyen âge que de signaler leur indifférence vis-à-vis des couleurs empruntées. Nous avons, à cet égard, le témoignage d'un célèbre chirurgien languedocien du XIVe siècle, Guy de Chauliac, lequel a composé un ouvrage, « la Grande Chirurgie, » restitué en 1659, par Joubert, professeur royal à la Faculté de Montpellier. On y trouve, à en croire M. Paschkis, des recettes excellentes que les médecins contemporains ne désavoueraient pas, mais ces recettes, souvent- très compliquées, ont moins pour but de farder le visage que d'en conserver la fraîcheur naturelle ou d'en faire disparaître les imperfections, par exemple les taches de rousseur… etc. Comme, à cette époque, les rapports de Montpellier avec l'Italie étaient faciles et fréquents, il est plus que probable que les ordonnances de Chauliac provenaient de la péninsule où les souvenirs de l'*ars ornatrix* s'étaient perpétués à travers les générations. Lorsque survient la Renaissance, le goût, ou pour mieux dire, la, passion de l'antiquité se manifeste

---

1 De η ω ς aurore. D'après la nomenclature moderne, on doit dire tétrabromofluorescéine. Un autre dérivé aromatique, l'alloxane, a été également proposé comme fard rouge. Par un singulier phénomène, l'alloxane est incolore et ne rougit sur la peau qu'au contact de l'air.

Antoine de Saporta

jusque dans les cosmétiques : l'*ars fucatrix* fleurit de nouveau, mais perfectionné par l'expérience et par les notions techniques acquises durant plusieurs siècles.

Les dames italiennes, surtout celles appartenant à une corporation très nombreuse à Venise, s'appliquent force blanc et rouge, non seulement sur la face, mais sur la poitrine. Des peintres distingués, ainsi que Marinello de Venise, ne dédaignent point de disserter sur un art., après tout, assez voisin du leur, et d'illustres savans, comme Porta, déploient leur érudition sur le même objet. À une époque où l'Italie, par ses artistes, ses savants, ses poètes, marchait à la tête de la civilisation, il ne faut pas s'étonner que les habitudes italiennes s'implantent en France, du temps des derniers Valois, d'autant que les deux reines Catherine et Marie de Médicis sont les premières à prêcher d'exemple.

Bonnes ou mauvaises, ces coutumes se propagent avec fureur à la cour, à la ville, en province ensuite. Résultat : le XVIIe siècle fut l'âge d'or des parfumeurs. Tous les auteurs contemporains de Louis XIII et de Louis XIV, poètes, romanciers, anecdotiers, reviennent continuellement sur le sujet de l'emploi et de l'abus des pommades et du fard. Même sous le premier des deux règnes s'introduit un perfectionnement de coquetterie : la « mouche, » sorte de rondelle de velours ou de taffetas noir gommé que les dames se placent sur la figure. On nous apprend même qu'une phrase de défi d'un sermon de Bourdaloue prêchant contre le luxe et la toilette inspire l'idée d'en disposer sur la gorge. Il est visible qu'à cette époque où une dame de qualité ne sortait jamais sans préserver sa figure par un masque, la délicatesse du teint, que la mouche faisait ressortir, devait être parfaite. À la campagne, le masque garantissait aussi les châtelaines jalouses de préserver leurs traits des morsures du hâle et de se distinguer ainsi des paysannes d'alentour. Comme la personne qui le portait, à moins de se condamner à une quasi-réclusion perpétuelle, devait s'exposer au soleil beaucoup plus longtemps et plus souvent qu'une petite-maîtresse de Paris, les masques de campagne, Furetière nous l'affirme, différaient des masques de ville par leurs dimensions plus fortes.

Une chanson du temps, citée par Tallemant des Réaux, conseille aux femmes qui veulent plaire de ne pas négliger les mouches et de les choisir chez la bonne faiseuse ; il recommande surtout la mouche « assassine » au coin de l'œil, et le mot *tempe*, qu'on prononçait alors *temple*, amène, grâce à la rime, le conseil de braver les foudres de son curé en en portant même à l'église. Le clergé en effet n'avait pas vu d'un bon œil ce raffinement de coquetterie, et, bien des années plus tard, le catéchisme de Mgr Colbert, frère du ministre et évêque de Montpellier, condamne encore sévèrement les mouches. S'il faut en croire un moraliste postérieur à cette époque, tel curé de Paris eut recours à l'artifice un peu grossier qu'on va lire. « Autrefois, proclama-t-il en chaire, je défendais à mes paroissiennes d'étaler des mouches sur leur visage. Désormais je le tolérerai, ayant été informé que plusieurs dames ou demoiselles sont obligées de les porter pour dissimuler leurs pustules, boutons et rougeurs ; je veux bien avoir pitié de ces malheureuses. » Aussitôt, prétend le narrateur, mouches de s'envoler. Pour longtemps ? Nous en doutons fort.

La mouche se portait donc à l'église et sur le pavé. Sa forme variait non moins que sa position sur la face, tantôt ronde, tantôt allongée. On imagina même de la découper en étoile dont un petit diamant occupait le centre.

Corneille, dans la pièce intitulée *la Galerie du Palais*, met en scène une lingère qui vante aux autres boutiquiers, ses voisins, une nouvelle toile de soie.

Je n'en saurai fournir autant qu'on m'en demande,

Elle sied mieux aussi que celle de Hollande,

Découvre moins le fard dont un visage est peint

Et donne, ce me semble, un plus grand lustre au teint.

Ces vers nous montrent l'importance déjà acquise par le fard vers 1628, parce que la qualité essentielle, primordiale, d'une étoffe était qu'elle s'accommodât avec un visage maquillé.

Mais lorsqu'on feuillette le théâtre de Molière, les allusions instructives concernant notre sujet se multiplient. Il existe un récit contemporain, moitié prose, moitié vers, de la farce des *Précieuses*. D'après ce récit, interrogée par le vieux Gorgibus qui cherche Cathos et Madelon, la soubrette Marotte déclare ses maîtresses occupées dans leur chambre à fabriquer, non seulement de la pommade pour les lèvres, conformément au texte classique,[1] mais

1 Il est probable qu'avant l'impression de la pièce, comédiens et comédiennes ajou-

aussi des mouches, du fard, des parfums de civette et d'ambre. Le commentateur ajoute que ces sortes d'occupations n'étaient pas trop en usage du temps de la jeunesse du bonhomme et que la réponse de la servante le surprit extrêmement. Cela doit être exact, mais notre écrivain passe la mesure lorsqu'il rappelle qu'à cette époque, déjà éloignée de lui, le fard se réduisait à de la claire eau de fontaine. Tout au plus dans les familles bourgeoises les plus austères et encore !

Le tolérant Ariste, de *l'École des Maris*, permet les mouches à sa pupille et future, mais Arnolphe, de *l'École des Femmes*, oblige Agnès à méditer des maximes, — déjà antiques il est vrai, — proscrivant le blanc. À l'époque où Molière retraçait les mœurs de la Cour, le blanc dut être à la mode chez les femmes sur le retour désirant « déguiser la faiblesse de leurs attraits usés. » La vieille Émilie en arbore, au grand scandale d'Alceste. Célimène, incarnée par Mlle Molière, jette crûment le même reproche à la face d'Arsinoé, figurée par Mlle Duparc. Ce n'était pas la première fois que la même comédienne raillait en scène sa camarade sur sa fraîcheur artificielle. Relisons *l'Impromptu de Versailles* : Mlle Molière, personnifiant une satirique spirituelle, se moque de Mlle Duparc, marquise façonnière. — Mon Dieu ! madame, dit-elle, que je vous trouve le teint d'une blancheur éblouissante et les lèvres d'une couleur de feu surprenante ! — Ce qui montre que l'incarnat des lèvres devait rehausser la blancheur du teint : la pommade pour les lèvres des *Précieuses* tendait sans doute au même but. Mlle Duparc refuse le compliment, pour la forme, et Mlle Molière, de plus en plus cruelle, ajoute - Oh ! madame, vous n'avez aucun désavantage à paraître au grand jour, je vous jure. Les méchantes gens qui assuraient que vous *mettiez quelque chose*. Vraiment je les démentirai bien maintenant. — Hélas, répond la pauvre victime, je ne sais pas seulement ce qu'on appelle *mettre quelque chose* !

On a énormément discuté sur l'âge et sur la condition sociale de Dorine du *Tartufe*. Est-ce une fille du peuple, ancienne nourrice d'un enfant d'Orgon ? Est-ce une demoiselle de compagnie, suivant l'expression moderne ? Quoi qu'il en soit, elle n'appartient pas au même milieu que les personnages énumérés ci-dessus et néanmoins n'a pas abdiqué toute prétention à plaire. Aussi soignée qu'Elmire,

---

taient à leur rôle et improvisaient. Cela se fait du reste encore.

elle met du rouge et des mouches malgré les admonestations de Laurent, valet de Tartufe. Ces mêmes accessoires se rangent, parmi les emblèmes de la déesse Vénus, s'il faut en croire les couplets chantés par les trois magiciens dans *la Pastorale comique*, lorsque ces derniers invoquent « la déesse des appas. »

De notre grand auteur comique nous passerons à son plus cruel ennemi, Montfleury. Il nous apprend ce que La Fontaine nous dit de son côté, que toutes les fois qu'une femme disposait des mouches sur sa figure, c'est qu'elle allait en conquête. Il nous montre une suivante qui, pour débarrasser sa maîtresse d'un amant ridicule et importun, se substitue à elle en s'ajustant de son mieux :

Et mes mouches ? J'allais les oublier, je jure,

Sans les mouches, je dis nargue de la parure,

C'est la clef du bel air, et sans mouches jamais

La plus rare beauté n'offre d'attraits complets.

Dans un autre passage, Montfleury est plus explicite encore. Il énumère tout ce qu'une femme à la mode, — parfaitement honnête d'ailleurs, — doit employer pour s'embellir. La liste est longue :

Poudres, pâtes, tours blonds, gommes, mouches, pincettes,

Racines, opiats, essences et parfum

De J'eau d'ange, du lait virginal, de l'alun,

— Et mille ingrédients à peu près de la sorte

Que le diable a sans doute inventés…

ajoute un mari grincheux. Sa femme plaide la cause de son sexe, déclare que la nature a besoin du secours de l'art, qui change les brunes en blondes, blanchit un teint basané, noircit les cheveux gris, couvre les dents d'émail, rougit les lèvres trop pâles (on voit que ce détail présentait alors une immense importance).[1] Nous aimons à croire que, malgré tout, les dames françaises de cette époque ne peignaient leur visage qu'avec une certaine mesure. Il n'en était pas ainsi pour les Espagnoles et le rouge (sans doute du carthame) venait de leur pays même. Mme d'Aulnoy, dans

---

1 Les trois pièces de Montfleury auxquelles nous avons fait allusion, sont *la Fille Capitaine, l'Ambigu Comique* et surtout *la Femme juge et partie*. Celle-ci a même été reprise de nos jours.

Antoine de Saporta

son intéressante relation de voyage dans la péninsule, affirme que jamais elle ne vit d' « écrevisses cuites » d'une aussi belle couleur que dans la salle de spectacle de Vittoria. À Madrid, elle assiste à la toilette d'une dame de la Cour : celle-ci trempe un pinceau dans une tasse pleine de rouge et s'en barbouille à fond, non seulement le visage, sans oublier l'intérieur des narines, mais les oreilles, les mains, les doigts, les épaules. Cet usage dégoûtant était devenu obligatoire. Moins adroites et douées de moins de goût que les Françaises, les dames espagnoles ne savaient pas s'y prendre, ni bien combiner avec cette épaisse couche de rouge le blanc qu'elles employaient aussi, ni appliquer judicieusement le noir aux sourcils. Les plus raffinées se nettoyaient (Mme d'Aulnoy emploie le terme plus expressif « décrassaient ») la figure avec un mélange de sucre et de blanc d'oeuf battu qui venait à bout de l'affreux mastic dont la face était enduite, mais finissait par laisser sur la peau du front une sorte de glacis luisant.

Rentrons en France. Nous parlerons, dans un autre chapitre de ce travail, de la mode des cheveux poudrés ; elle devint générale au temps de la Régence. Mais ce genre de coiffure, appliqué aux femmes, n'allait point sans un peu de fard, parce qu'il pâlissait la figure. Donc toute femme élégante ou simplement soignée dans sa tenue se poudrait d'abord la face, puis portait plus ou moins de rouge. Rousseau fait remarquer que les petites filles n'en usaient point : cette règle, que le bon sens eût dû rendre absolue, souffrait quelques exceptions. Ainsi la future impératrice Catherine II, lorsqu'elle quitta, vers l'âge de dix ans, sa petite cour d'Allemagne pour se rendre en Russie, dut apprendre à mettre du rouge, parce qu'à Saint-Pétersbourg les modes françaises faisaient loi. En Angleterre, en Allemagne, en Hollande, où les teints étaient naturellement roses et fleuris, on se montrait plus raisonnable. Un Hollandais, visitant Paris en 1733, insiste sur le ridicule abus du rouge dont les femmes qu'il rencontre sur les promenades publiques enduisent leur visage. Marie Leczynska, avant son mariage, ne connaissait pour fard que l'eau pure. Un demi-siècle plus tard, l'empereur Joseph II vient voir à Versailles sa sueur Marie-Antoinette ; il est stupéfait de la profusion de rouge qu'elle s'applique et ne peut s'habituer à cette exagération, dit Mme Campan. Un jour que sa sœur, faisant sa toilette devant lui, prodigue le fard, il lui conseille ironiquement d'en ajouter encore un peu sous les yeux, et, désignant une dame du palais outrageusement maquillée, l'empereur s'écrie « *En furie* comme Madame ! » De pareils traits n'étaient pas faits pour rendre populaire à la cour le monarque autrichien dont la visite contribua à la fois à discréditer la reine et faire détester sa famille.

Lorsqu'elles prenaient le deuil, les dames quittaient le rouge pour un temps ; il était même de bon ton d'avoir une figure non soignée, une coiffure sordide, de sorte que le deuil transformait en quelques jours ces jolies poupées en créatures hideuses. On en vint à se grimer comme des acteurs pour accentuer encore ce désordre. Enfin, de temps à autre, sous Louis XIV comme sous Louis XV, on voyait à la cour ou à la ville, quelquefois une jeune femme, plus souvent une dame ou demoiselle d'un âge mûr, cesser tout à coup de mettre du rouge : c'était signe qu'elle se faisait dévote, renonçait à toute coquetterie et se retirait du monde. Inutile, n'est-ce pas, de transcrire quelques-unes des plaisanteries que des événements de ce genre inspiraient aux contemporains, ni de citer Mme de Sévigné, Gresset, Voltaire et bien d'autres. Les confesseurs étaient devenus plus tolérants.

— Est-il permis de mettre du rouge ? demandait une pénitente.

— Pourquoi donc ?

— Mais pour m'embellir.

— Mettez-en, madame, vous êtes assez laide pour que je vous y autorise.

Mais avant l'époque où Marie-Antoinette excitait les moqueries de son frère, une réaction s'était produite déjà. On avait constaté que l'usage prolongé du rouge abîmait le teint. Toutefois la disparition de la poudre put seule faire se résigner les grandes dames à la suppression de cet accessoire. Quant aux mouches, elles s'évanouirent à peu près à la même époque. Nous en avons remarqué encore sur un portrait de femme au pastel daté de 1791.

Sous le Directoire et sous le Premier Empire, on adopte un moyen terme entre les habitudes du XVIIIe siècle et celles qui règnent de nos jours. On ne porte plus de fard, ni au grand jour, ni dans l'intimité, ni même la nuit au lit (ce que faisaient les femmes à la mode sous Louis XV), mais on s'en estompe les joues pour une soirée, une grande cérémonie. Les mariées et leurs mères dissimulent ainsi souvent leurs émotions les jours de noces. (duchesse d'Abrantès). Napoléon oblige presque les dames de sa Cour à forcer leurs couleurs naturelles, afin d'imiter Joséphine laquelle, pour diverses raisons faciles à comprendre, use et abuse du maquillage. Marie-Louise, douée d'une fraîcheur de carnation magnifique, renonça et fit renoncer à ces errements, qui d'ailleurs ne tardèrent pas à disparaître tout à fait… ou presque…

Un dernier détail pour clore ce chapitre. En relisant une des comédies pour jeunes filles, de Mme de Genlis, on apprend que le rouge en pots s'affaiblissait avec le temps et qu'il fallait le renouveler fréquemment (défaut dont les femmes de chambre et les coiffeurs ne se plaignaient probablement pas). On en composait aussi d'inaltérable, mais fort cher. Les Goncourt rappellent dans leur *Journal* qu'ils ont eu l'occasion de manier, chez leurs parents, un pot de rouge datant d'un siècle, demeuré encore excellent, mais ayant coûté le prix respectable de quatre louis d'or. Il provenait d'une dame Martin (la femme du célèbre vernisseur), dont la maison de parfumerie existait encore au début du XIXe siècle sous le même nom. En l'année 1808, Joséphine paya au sieur Martin, — qui n'était pas même son seul fournisseur de cosmétiques, — pour plus de *deux mille sept cents francs* de rouge ! chiffre fantastique, invraisemblable et pourtant garanti par un des historiens les plus distingués de notre temps, M. Frédéric Masson.[1]

V

Au temps où la manie du blanc et du rouge s'imposait à toute femme à la mode des classes élevées ou moyennes, les moralistes, en fulminant contre l'abus de cette peinture, ne manquaient pas d'ajouter que le sexe faible du peuple le plus civilisé de l'univers adoptait par le fait les habitudes des sauvages les moins policés, lesquels se barbouillaient de noir, d'ocre, ou se tatouaient le corps de façon à se rendre méconnaissables. Donc, après avoir parlé brièvement du délicat maquillage des petites maîtresses au XVIII° siècle, nous sommes amenés à dire quelques mots du tatouage

---

1 *Joséphine impératrice.*

qui se pratique toujours en Océanie, qui orne même encore les membres de plus d'un de nos soldats ou marins, et qui, s'il faut en croire des indiscrétions de journaux, fleurirait même, comme mode plus que bizarre, dans certaines classes de la haute société anglaise.

Suivant M. Mayrac, qui a composé tout un ouvrage sur l'art de graver sur le corps des marques indélébiles, les tatoueurs de profession de l'Égypte actuelle, *les Ghagariât*, se rattacheraient par une chaîne ininterrompue aux opérateurs similaires de l'Égypte ancienne. Si ces contemporains des Pyramides se zébraient la peau de lignes blanches et bleues, ce n'était pas sans raison : tantôt ils réalisaient ainsi une véritable opération hygiénique et prophylactique, tantôt ils accomplissaient un rite religieux. Une légende contée par Hérodote explique ce fait. Pâris, ayant enlevé Hélène à Ménélas, fuyant les messagers lancés à sa suite par l'infortuné mari et cherchant à regagner Troie, fut jeté aux bouches du Nil par la tempête. Il paraît que les esclaves du beau berger n'aimaient point leur maître ; s'échappant immédiatement, ils se réfugièrent dans le temple d'Hercule, qui constituait un asile sacré, et firent imprimer sur leurs corps des stigmates mystérieux qui les rendaient libres et inviolables. Le tatouage jouait donc le rôle de l'ancienne marque, mais le rôle renversé.

Du temps de Cook et de Bougainville, le tatouage se pratiquait dans toute l'Océanie. Les femmes, à la Nouvelle-Zélande, ne se tatouaient que les lèvres, rarement d'autres parties du visage et du corps ; celles des îles Marquises, suivant Cook, se tatouaient peu également. S'il faut en croire un auteur beaucoup plus récent, M. Berchon, qui, en 1860, a publié un travail sur le tatouage dans ce dernier archipel, les tatouages de femme, tout en étant inférieurs, consistent en ornements très jolis, décorant les pieds, les chevilles, les mains, oreilles, épaules, lèvres, tandis que les traits gravés sur les hommes envahissent tout le corps. Cette différence résulte de la supériorité sociale des hommes qui, d'ailleurs, chez les sauvages, — au rebours de ce qui se passe chez les nations civilisées, — se parent bien plus que leurs compagnes.

Il faut, paraît-il, beaucoup de force d'âme pour résister à la souffrance vive et persistante que cause l'opération. Aussi les adolescents la subissent de gré ou de force et souvent on étouffe leurs cris sous le tapage d'un orchestre primitif, à peu près comme le faisaient naguère nos arracheurs de dents sur la place publique. Certains usages se répètent partout. De plus, bien entendu, le malheureux jeune garçon est retenu de force ; on le ligote, non seulement pour l'empêcher de s'enfuir, mais pour maintenir sa peau parfaitement tendue. Sans que nous puissions expliquer quel mode d'opérer occasionne le moins de douleur, nous sommes en mesure d'indiquer, d'après Cook, qu'aux Nouvelles-Hébrides on procédait par coupures et partout ailleurs par piqûres. C'est-à-dire que, dans l'archipel susnommé, on produisait la blessure avec un fragment de bambou bien coupant ou une coquille aiguisée imprégnée de peinture, s'arrangeant de façon que les lèvres de la plaie fissent cicatrice après guérison, et qu'à Tahiti, par exemple, on piquait le patient avec un instrument analogue à une houe, organisée avec une arête de poisson, une coquille dentelée ou un os aiguisé. On frappait à petits coups sur le manche, pas assez fort pour tirer du sang, échec très essentiel à éviter, et les dents de l'appareil, fort nombreuses, pénétraient toutes ensemble dans la chair. Cook estimait que la victime ainsi martyrisée subissait une centaine de piqûres par minute, et l'opération, ajoutait le grand navigateur, durait plusieurs heures ! On ne doit pas s'étonner ensuite de voir le sujet avoir besoin d'un traitement émollient qui, joint à la diète et au repos, ne réussit pas toujours à lui épargner gangrène, phlegmons, en un mot divers accidents, parfois même suivis de mort. Quant à la matière colorante, c'est presque toujours du noir de fumée que fournissent les lampes à huile de coco noir, qu'on délaie dans l'huile ou plus simplement dans un peu d'eau et dont on enduit le tranchant ou les piquants. On s'est servi également de rouge de carmin, mais fort peu.

Il y a bien des années que le tatouage a disparu complètement chez les indigènes de Tahiti, un peu moins longtemps qu'il n'est plus de mode aux îles Marquises. Dans la Nouvelle-Zélande, du temps de Cook, il offrait cela de particulier qu'il se multipliait et se compliquait sans cesse de nouveaux dessins à mesure que le sujet avançait en âge. Quoi qu'il en soit, les anciens navigateurs et, plus tard, Berchon s'accordent tous pour affirmer que les dessins étaient charmants, qu'ils figuraient des objets très variés, astres, arbres, fleurs,[1] animaux, ou des tracés géométriques de fantaisie, qu'ils ne laissaient rien à désirer au point de vue de la régularité et du goût et qu'on rencontrait chez ces misérables insulaires de véritables artistes spécialistes. Pour mieux réussir, les plus soigneux d'entre eux traçaient au préalable une esquisse sur la peau, avec du charbon.

C'est ce que font encore aujourd'hui les opérateurs qui travaillent sur l'épiderme des ouvriers, des matelots, des troupiers d'Afrique ; ils exécutent d'abord la maquette du. croquis au moyen d'une plume on d'un pinceau. La matière colorante - presque toujours de l'encre de Chine, laquelle n'est, on le sait, que du noir de fumée aggloméré - est délayée dans un godet. Assemblant de deux à quatre aiguilles à coudre, le dessinateur trempe les pointes dans l'encre, puis les enfonce dans la peau en suivant les contours du tracé dans l'épaisseur du derme. Les trous successifs, très rapprochés les uns des autres, finissent par déterminer une série de piqûres presque confluantes. Chaque fois que le paquet d'aiguilles est retiré, on l'immerge de nouveau dans la peinture. On enfonce plus ou moins les aiguilles, mais, suivant une règle absolue, elles doivent toujours être disposées en travers des lignes à suivre. Immédiatement après l'injection on lave la plaie avec du rhum ou de l'eau-de-vie dont l'artiste graveur prélève une bonne part pour lui ; souvent on emploie plus simplement de l'eau ou même un liquide qu'il est superflu de désigner.

Selon l'éminent docteur Tardieu, qui s'est occupé de cette question, on emploie, concurremment avec l'encre de Chine, du vermillon, de la poudre écrasée, du bleu de blanchisseuse, de l'encre ordinaire noire ou bleue. Quelquefois la salive supplée à l'eau pour le délayage. Il est à remarquer, — et quiconque a vu le bras tatoué d'un ouvrier l'aura observé, — que l'encre de Chine, insinuée sous l'épiderme, ne donne pas une teinte noire franche, mais bien plutôt bleu foncé, qui pâlit même à la longue par un effet de diffusion aisé à comprendre.

Les anciens Pictes de l'Écosse devaient leur nom à leurs tatouages que remarquèrent les soldats romains. D'autre part, les anciens Germains pratiquaient souvent la même coutume en se

---

1 Les indigènes de la Floride portaient des ornements de ce genre ; d'où le nom de cette presqu'île américaine.

Antoine de Saporta

zébrant le corps de lignes rouges. Est-ce par un effet d'atavisme inconscient que la manie du tatouage s'est conservée jusqu'à nos jours dans le Royaume-Uni et même au sein des classes riches et élégantes, bien qu'excentriques ? Tardieu cite des cas de maladies survenues après un tatouage trop complet et ajoute qu'il s'agit d'Anglais originaux. Les chroniques scientifiques des journaux contemporains témoignent du fait ; bien entendu ce tatouage est savant et polychrome. Croirait-on que la guerre du Transvaal lui a fourni un regain d'actualité en provoquant l'apparition sur les jambes de jeunes Anglaises d'inscriptions et d'emblèmes patriotiques ! Ces *misses* devront-elles conserver indéfiniment leurs stigmates et les étaler aux plages de bain de mer sous l'œil moqueur des assistants ? Non point, car le tatouage se détruit très bien. On répand sur la peau jadis injectée une solution concentrée de tannin, qu'on fait pénétrer sous l'épiderme à l'aide de piqûres d'aiguille et on frotte ensuite au crayon de nitrate d'argent. Il se forme une « eschare »-qui se détache au bout de quelques jours ; le derme et l'épiderme sont réparés au-dessous et l'on aperçoit à la place du tatouage une cicatrice superficielle rougeâtre qui disparaît à son tour.

Il semble incroyable qu'un homme tatoué de façon originale puisse, de son vivant, et sans éprouver la moindre douleur, vendre sa peau dans le sens littéral du mot, et la céder moyennant finances à un amateur de curiosités. Dernièrement le *Journal* citait le cas d'un ex-disciplinaire qui portait sur son corps cent vingt dessins, très élégamment exécutés, tous relatifs à la triste affaire Dreyfus, et ajoutait que le chirurgien du régiment lui avait offert jusqu'à 400 francs de sa dépouille. L'homme, il est vrai, un sieur. F... avait refusé cette offre.

Au risque d'être accusé de verser dans la banalité, nous terminerons ce travail en exprimant un blâme sans réserve à l'adresse des femmes jeunes ou vieilles qui se peignent le visage ou se fardent habituellement. Nous avons parlé déjà, et nous pourrions parler plus longuement encore, des graves inconvénients que la médecine moderne attribue à l'emploi des fards gras, et du mauvais effet de l'usage des poudres elles-mêmes, quoique plus innocentes. Le monde, qui est sans pitié, remarque autre chose ; il proclame tout haut que la jeune personne qui se maquille est obligée, pour ne pas provoquer un brusque changement, de continuer devenue jeune femme et de persister de plus belle lorsque la vieillesse se fait pressentir, que plus la malheureuse avance en âge, plus sa beauté artificielle devient difficile à entretenir, d'autant qu'aux rides, provenant du cours des années ou des soucis de la vie, s'ajoute la fatigue que procure à la peau cette couverture continuelle entravant l'élimination indispensable. « D'ailleurs, cela se voit toujours, quelque soin qu'on y mette, » ajoutent, non sans motif les femmes raisonnables.

Paradoxe curieux, si l'on veut, niais vérité stricte cependant l'usage continuel du fard marche de front avec une certaine saleté. Les femmes levantines que fréquenta la princesse de Belgiojoso,[1] et les dames espagnoles que vit Mme d'Aulnoy avaient horreur de l'eau. Même en France, sous Louis XV, les pots à eau en argent finement ciselé, en porcelaine ou faïence artistique, ne contenaient pas, tout charmants qu'ils étaient, le quart de l'eau indispensable pour ses ablutions matinales à la Parisienne de nos jours. Un officier du premier Empire, Elzéar Blaze, raconte que dans le cours d'une campagne en Pologne il reçut l'hospitalité chez un riche châtelain. La face de la jeune fille de la maison, demoiselle fort élégante, était ornée de petites taches noires qui ne produisaient pas vilain effet. Pourtant au premier aspect ces taches différaient des grains de beauté naturels et, toujours posées au même point de la face, ce n'étaient pas des mouches. En regardant d'un peu plus près, Blaze constata leur nature : des pépins de poire collés sur la peau. Il finit par demander : Comment faites-vous, après les avoir ôtés le soir, pour les replacer, le lendemain, exactement au même endroit. — Mais je ne les ôte point ! — Le commentaire, emprunté aux réflexions de Blaze, serait peu flatteur pour la propreté de la face de la noble Polonaise.

À la suite de cette sévère condamnation et de ces réflexions rétrospectives, on sera surpris de ne pas nous entendre prononcer contre les fards une sentence d'anathème absolu. Si l'usage continu ou même trop fréquent, de préparations grasses ou liquides est à proscrire, l'emploi à rares occasions d'un peu de poudre blanche ou colorée, d'un soupçon de noir de fumée, non pas en plein

1 Voyez dans la *Revue* des 1er février et 1er mars 1855, *la Vie intime et la Vie nomade en Orient.*

Antoine de Saporta

jour, mais à la lumière artificielle, peut être toléré et même, dans certains cas, recommandé. Mensonge, soit, mais dont personne n'est dupe, puisque tout le monde en est averti ! Nul ne reprochera à une jeune fille de dissimuler au bal la rougeur de ses bras nus sous une infime couche de poudre de riz (ou soi-disant telle), — à une actrice ou chanteuse de société de forcer à peine ses traits naturels, de corriger sa pâleur, avant de se montrer sur ses tréteaux de quelques mètres carrés ou de paraître devant le classique paravent. Dans les bals costumés, dans les dîners ou soirées de « têtes, » une trace de fard agrémente d'une façon piquante la physionomie, et la coiffure poudrée en particulier ne saurait se passer d'une faible couche de rouge aux joues, de mouches et de quelques légers traits au noir de fumée. Contrairement aux idées généralement reçues, un très discret maquillage rehausse agréablement la figure d'une femme jeune encore, mais convient beaucoup moins à la tête d'une personne plus vénérable, parce qu'alors il faut forcer l'application du fard sans certitude de masquer les imperfections.

Il nous reste maintenant à examiner, toujours aux mêmes points de vue, les artifices de toilette concernant la chevelure ou spéciaux au théâtre ancien et moderne.

II. Cheveux Teints et Postiches - Les Artifices de Toilette sur la Scène[1]

Sous le règne de Louis XV, il s'éleva une discussion des plus aigres entre Chirac, médecin du roi, et le docteur italien Sorrazi, parce que chacun de ces deux savants prétendait avoir, le premier, reconnu au microscope la nature intime des cheveux ; de là, polémiques interminables, puis injures, et enfin procès internationaux qui compliquèrent si bien les débats qu'à la mort des deux contestants, la question de priorité n'était pas encore tranchée. Quoi qu'il en soit, on n'ignore plus, depuis lors, que les cheveux, comme les poils, figurent un tube enveloppé dans une écorce ou gaine, colorée si le cheveu est noir, blond, rouge, transparente s'il grisonne. Cylindriques, les cheveux restent plats ; élargis, ils frisent ; fins, ils ondulent.

---

1 Voyez la *Revue* du 15 mars.

Les règles de la mode, plus ou moins d'accord avec celles de l'esthétique et de l'hygiène, exigent de la chevelure certaines qualités que la nature lui refuse invariablement dans leur plénitude. En bonne règle, une femme, par exemple, devrait jouir de cheveux plus ou moins frisés ou bouclés, d'une nuance soit blonde, soit blanche, suivant les époques, ne changeant pas avec l'âge du sujet, et surtout de cheveux se maintenant en grande abondance, malgré les ravages des ans, les soucis, les maladies. Pour réaliser ces diverses conditions, on a vu se produire différents artifices dont il nous reste à parler maintenant, depuis l'innocente frisure au fer, jusqu'à la poudre, jusqu'aux teintures bien souvent dangereuses et finalement jusqu'aux perruques.

I

Si la question de la frisure semble concerner exclusivement l'art du coiffeur, elle n'en a pas moins préoccupé les théologiens. Chez les Juifs, en effet, il était de la bienséance qu'une femme n'exposât jamais sa chevelure aux regards des hommes. Par l'organe de saint Paul, l'Eglise ordonna de même aux néophytes chrétiennes d'assister voilées à l'office divin, et cette règle est encore suivie. Elle régit strictement les religieuses dont le voile constitue l'emblème essentiel ; elle gouverne aussi les laïques qui, bien que libres d'agir à leur gré dans la vie ordinaire, doivent couvrir leurs cheveux à l'intérieur des églises. Beaucoup plus sévère aux temps primitifs du christianisme que de nos jours, une semblable règle s'attaquait moins à l'exhibition d'or et de perles dans les cheveux, — beaucoup de jeunes femmes avaient pour ne pas la pratiquer les mêmes raisons que la bergère de Boileau, — qu'à l'étalage de cheveux trop bien ajustés et surtout frisés, agrément à la portée des coquettes les moins fortunées. Aussi une lutte s'établit-elle entre la frisure désireuse de s'étaler au grand jour et le voile qui supprimait toute élégance. Tertullien, dans l'opuscule *De velandis virginibus*, et saint Cyprien écrivirent sur ce sujet des dissertations qui nous sont parvenues. La mode des cheveux frisés disparut complètement de la tête des saintes femmes, perdit peu à peu de sa généralité, mais se maintint à travers les âges à titre d'exception.

Antoine de Saporta

Un concile tenu à Constantinople au VIIe siècle anathématise encore les cheveux frisés ou bouclés par artifice. En 1583, c'est particulièrement aux ecclésiastiques porteurs de cheveux longs frisés ou bouclés que s'adressent les vertes semonces d'un concile provincial tenu à Tours. Plus tard, en 1644, les protestants de Bordeaux, s'appuyant sur le texte de saint Paul, interdisent l'accès de leur consistoire aux personnes porteurs de cheveux frisés. Fénelon, enfin, dans son *Traité de l'éducation des filles*, résume à peu près la note actuelle ; il blâme sans doute les frisures et n'approuve pas les coiffures trop volumineuses, mais sans lancer d'anathème, et s'exprimant suivant son goût, il conseille comme gracieuse la simplicité antique des cheveux flottants.

Progressons d'un degré dans l'artifice. Au moyen de poudre on peut donner à la chevelure un éclat factice ou lui appliquer une nuance transitoire. Sous le haut Empire, les cheveux vrais ou faux de Lucius Verus, de Commode, de Gallien reluisaient de poussière d'or dans les grandes circonstances, à en croire les récits de l'Histoire Auguste.[1] Par un singulier rapprochement, plus d'une grande dame de la cour de Napoléon III a repris cette mode des cheveux pailletés d'or, à l'occasion des réceptions des Tuileries, et Piesse,[2] qui fournit ce dernier détail, ajoute que l'on vendait alors deux qualités bien distinctes de cette poudre : la première faite d'or véritable, la seconde composée simplement de limaille de cuivre.

Sans viser pour cela à faire resplendir sa tête, de nos jours encore, mainte brune s'est amusée à se changer en blonde pour un soir, en saupoudrant ses cheveux et sourcils noirs d'un nuage suffisamment adhérent de poudre jaunâtre. Elle imite alors sans le savoir les dames italiennes du Ve siècle dont saint Paulin de Noie recommande de fuir l'exemple. Pour les temps modernes, nous avons un passage fort curieux du journal de l'Estoile à la date de décembre 1593. « Certaines religieuses à Paris, dit-il, sous leurs voiles sont fardées, musquées et *pouldrées*. » On voit par là que les sévères admonestations des autorités ecclésiastiques du temps

---

1 Faut-il donner à ce caprice une origine orientale ? Nous lisons dans l'*Histoire des Juifs* de Josèphe qu'aux temps de sa splendeur, le roi Salomon, lorsqu'il quittait son palais, se faisait escorter par de jeunes cavaliers dont la tête étincelait de papillotes en or.

2 Auteur anglais auquel on doit un bon travail d'ensemble sur les cosmétiques et les parfums.

s'attaquaient à des abus parfaitement réels et graves.

Scandale d'autant plus grand que la pratique de la poudre aux cheveux ne s'implanta pas tout de suite chez les femmes du monde et ne se propagea chez les hommes que beaucoup plus tard. En somme, cette mode ne régna au XVIIe siècle que par intermittences. Les citations des auteurs contemporains, les lettres de Mme de Sévigné notamment, en font foi. Ce ne fut que sous la Régence que toutes les têtes devinrent blanches pour un demi-siècle et plus. Mercier, en 1783, se récrie sur l'effroyable quantité d'amidon que cette mode consomme, prétendant que dans une ville comme Paris, où le plus humble marmiton se poudre à l'instar du grand seigneur, il se gaspille journellement tant de farine qu'avec cette provision, on nourrirait dix mille infortunés. La poudre elle-même n'aurait pas adhéré sans une forte application de pommade et il fallait bien aromatiser celle-ci par de l'ambre et de l'essence dont le parfum saisissait l'odorat dans les plus modestes boutiques. Parfois civette et ambre avaient peine à corriger l'odeur de fermentation peu agréable que dégageait la pâte en rancissant ; comme la poudre sans cesse répandue dans le magasin salissait tout, meubles et vêtements, la vue ne souffrait pas moins que l'odorat.

Vers 1750, les enfants de sept ans eux-mêmes portaient la poudre comme de petits hommes. Les moines échappèrent à cette tyrannie ; les habitants de la campagne s'en abstinrent généralement d'abord, à ce qu'affirme en 1773 un historiographe des modes françaises.[1] Dix années plus tard, Mercier observe cependant que les villageoises usent de pommades sans aromates et de poudre sans odeur, ce qui prouve qu'elles ne dédaignaient pas tout à fait l'emploi de l'amidon.

Transcrivons, toujours d'après Mercier, un détail bien caractéristique. Vers la fin de l'ancien régime, et par un triste et bizarre contraste, à une de ses périodes les plus brillantes, on comptait à Paris 1 200 perruquiers maîtres et privilégiés qui employaient 6 000 garçons, sans parler de 2 000 irréguliers ou « chambrelands » qui risquaient à raison de leur situation non autorisée une visite à Bicêtre, sans parler non plus de 6 000 laquais

---

1 On peut dire que l'usage du bonnet local, de type variable suivant les provinces et que toutes les paysannes portaient alors, s'opposait à l'abus de la poudre parce que ce bonnet cachait en partie les cheveux.

Antoine de Saporta

exerçant le même emploi auprès de leurs maîtres. Comparons ces chiffres à ceux du Bottin. Actuellement on ne compte à Paris que 2 500 patrons coiffeurs patentés, et à trois « clercs » en moyenne par boutique, on n'arrive pas au chiffre de 8 000employés. Bien peu de maîtres de maison se font coiffer et encore moins raser par leurs domestiques. Enfin le chiffre total des « artistes capillaires » s'est à peine accru tandis que la population de la capitale a quadruplé. Qu'on juge, par la comparaison des chiffres, de l'extrême importance de cette profession avant la dévolution. Les coiffeurs ajustaient aussi les femmes, mais depuis les dernières années de Louis XV seulement. Auparavant, dit Mme de Genlis, jamais les dames n'eussent accepté d'être poudrées et frisées par la main d'un homme et elles n'avaient recours qu'à des coiffeuses.

Inutile de dire que pendant les famines qui signalèrent les dernières années du XVIIIe siècle, plus d'une fois la poudre fut anathématisée en France par les Jacobins à cause du gaspillage d'amidon qu'elle occasionnait.

II

Nous avons fortement abrégé l'histoire de la poudre parce que, auxiliaire de coiffure, plutôt que véritable artifice de toilette destiné à tromper le public, la poudre ne produit pas toujours d'illusion de teinte et ne modifie que passagèrement la vraie nuance de la chevelure. Tout autre est le but des teintures pour cheveux : encore mieux que les dents fausses qui, après tout, ne comblent que des vides éventuels, elles métamorphosent d'une manière permanente l'aspect de la personne qui en fait usage. Elles peuvent se diviser en deux séries ; les unes agissent pour transformer et les autres pour rajeunir, mais souvent le même réactif joue les deux rôles à la fois.

Mentionnons d'abord le henné. Nous savons qu'en broyant les feuilles de ce végétal et les faisant macérer dans l'eau, celle-ci se charge d'une substance colorante orangée (la phloroglucine des chimistes modernes) dont les Orientaux font grand usage. Cette substance colore en rouge carotte les cheveux même les plus foncés, une fois qu'on les a bien savonnés ; et si après les avoir teints de cette façon et nettoyés à l'eau tiède, on les traite avec de l'indigo en pâte, il se développe une nuance d'un noir un peu verdâtre que la rapide oxydation de l'indigo transforme en noir de jais à reflets bleus (la nuance des cheveux des Andalouses suivant Théophile Gautier). Telle est du moins l'affirmation des spécialistes, mais suivant M. Paschkis il faut en rabattre ; ses expériences, pratiquées sur des cheveux de mort, ne lui ont donné qu'une teinte brun grisâtre foncé qui, par exemple, imite très bien la nature. Le procédé doit être renouvelé tous les mois et il est assez long à appliquer (une demi-heure d'après le même auteur) ; enfin, avec un opérateur malhabile ou malheureux, des accidents, point fâcheux, mais parfaitement ridicules pour le patient, peuvent survenir. Tel vieux beau qui souhaitait colorer en noir sa moustache blanche n'a réussi qu'à obtenir une nuance lie de vin ; du moins lui reste-t-il la ressource de se raser la lèvre. Mais que dirait une femme sur le retour dont les cheveux, au lieu d'adopter la belle couleur marron désirée, deviendraient bleu violacé ? Force est alors à la victime de dissimuler ses cheveux et de se condamner à garder la chambre en prétextant une indisposition subite, et ce déboire a dû survenir plus d'une fois. Nous disons bien « en prétextant » car, à part le risque de manquer l'opération, l'inconvénient de tacher en jaune rougeâtre la peau de la tête, le désavantage d'une odeur que tout le monde n'apprécie pas, l'emploi du henné n'offre aucun danger pour la santé, et favorise même, à ce qu'on dit, la croissance des cheveux. De plus, la même drogue ne coûte pas cher et se conserve indéfiniment sans perdre sa puissance tinctoriale, au rebours de l'indigo, plus altérable.

L'usage du henné remonte à l'antiquité la plus reculée ; celui du brou de noix verte pour teindre en noir les cheveux se pratiquait du temps des Romains, et les principes chimiques spéciaux aux deux agents colorants se rattachent au même groupe. Naguère, aux Etats-Unis, le brou de noix a servi à grimer les quarterons fuyant l'esclavage ; il peut aujourd'hui rendre le même service aux filons qui veulent dépister les agents. Voici une autre manière de changer le signalement : pour qui préfère adopter le blond fade spécial aux perruques de théâtre, s'offre la teinture alcoolique de curcuma. Un simple lavage à l'eau élimine cette nuance factice, circonstance aussi utile au repris de justice après qu'il a réussi à tromper la police, qu'au gendarme chargé de confondre un malfaiteur déjà

Antoine de Saporta

arrêté et se prétendant victime d'une erreur.

Comme tous les livres d'hygiène et tous les ouvrages relatifs aux cosmétiques répètent bien haut et avec juste raison que les drogues végétales employées comme fards ou colorants ne présentent pour la santé aucun danger immédiat, les fabricants ou vendeurs des agents tinctoriaux dont il nous reste à parler, s'adressant à des pratiques peu instruites en chimie, ont grand soin de baptiser leur marchandise : eaux végétales, extraits de plantes salutaires, quintessence de fleurs fraîches… etc., pour inspirer la confiance. Or, voyons la réalité des choses. Il s'agit avant tout d'obtenir une teinte par exemple noire, de bel aspect, assez durable. Considérons les deux sels d'argent les plus connus : le nitrate et le chlorure ; dissolvons le premier dans l'eau, ce qui est facile et, quant au chlorure insoluble par lui-même, diffusons-le dans l'eau ammoniacale à laquelle il s'incorpore à merveille, comme toutes les combinaisons quelconques de l'argent. Trempons dans ces liqueurs du bois, du papier, de la laine, des cheveux, ou plus simplement mettons-y le doigt : ces matières organiques ou notre peau se tacheront en noir et l'action est d'autant plus prompte qu'elle se produit dans un local mieux éclairé. Et même dans un laboratoire, les flacons en verre blanc renfermant des solutions argentiques noircissent peu à peu au contact des poussières atmosphériques, si on ne maintient le flacon hermétiquement bouché en le plaçant dans un local obscur. D'autre part, si, dans une liqueur de ce genre parfaitement claire, on verse une solution, claire également, de sulfure de sodium, le mélange se trouble et il se forme un précipité noir de sulfure d'argent. Avec un sel de plomb, comme l'acétate ou le nitrate, avec un sel de cuivre soluble, tel que le vulgaire sulfate ou vitriol bleu (toutes substances qui ne se modifient pas à la lumière et ne tachent pas la peau), le même réactif sodique produirait un dépôt de même couleur.

Telles sont les transformations chimiques élémentaires, qui, appliquées à l'art de la toilette, ont fait le bonheur de plus d'une femme dont les cheveux blanchissaient prématurément. Le noir obtenu par les sels d'argent est tenace et durable, car, appliqué aux cheveux, il résiste plus de deux mois et se conserve près d'un mois s'il adhère à la barbe. Seulement si l'opération a été mal pratiquée, il peut se produire, au bout de peu de semaines, de désagréables reflets métalliques. Comme les combinaisons à base d'argent noircissent la peau aussi bien que les cheveux, si l'opératrice n'observe pas certaines précautions minutieuses, elle peut parsemer la peau de sa tête de taches noirâtres d'un effet peu élégant et que nous avons eu occasion de reconnaître plus d'une fois. Un teinturier coiffeur connaissant bien son métier recommandera à sa cliente de se revêtir d'un peignoir en caoutchouc, de se passer sur le front un léger enduit gras et d'appliquer la drogue avec une brosse sacrifiée quelle tiendra dans sa main soigneusement gantée. Quelques parfumeurs avaient inventé à l'usage des personnes maladroites un palliatif bien dangereux ; ils livraient en même temps que le flacon au nitrate d'argent une autre petite fiole renfermant une drogue mystérieuse, destinée à nettoyer la peau. L'effet était instantané : aucune maculature brune ne résistait, et pour cause ; cette substance n'était autre qu'une solution de cyanure de potassium, qui s'assimile très bien l'argent réduit, mais constitue en même temps un des plus effroyables poisons que connaisse la chimie.

Nous pourrions exposer tout au long d'autres détails de manipulation, soit généraux, soit spéciaux à divers cas, qu'il s'agisse d'appliquer aux cheveux une liqueur unique ou deux drogues combinées, dont l'une prépare et l'autre fixe la teinture (c'est le cas des eaux à base de plomb et de cuivre, quelquefois des eaux à base d'argent). Mais le lecteur s'intéressera moins à ces détails de nettoyage, graissage ou lavage, qu'à l'indication très sommaire des inconvénients multiples dont court le risque celui ou celle qui se teint en noir par ces drogues métalliques. Des eczémas de nature assez grave peuvent se produire suivant M. Paschkis ; Piesse cite même des cas mortels. Peut-être notre auteur exagère-t-il, mais il est de fait qu'en Allemagne et en Autriche, les colorants à base de plomb sont interdits comme pouvant amener l'intoxication saturnine de l'organisme. Avec le cuivre, l'action générale perd de sa gravité, mais l'action locale devient plus dangereuse et entraîne de vives inflammations.

Bien d'autres réactifs, différant entre eux par leur nature chimique, leur mode d'emploi, leurs avantages ou inconvénients, ont été proposés en sus de ceux que nous avons indiqués : ainsi la noix de galle avec les sels de fer, le permanganate de potasse, certains sels de chrome. On a aussi essayé, il y a une trentaine d'années, de lancer une teinture parfaitement inoffensive à base de bismuth qui ne fournissait qu'un noir indécis, d'où son peu de succès ; l'inventeur était un médecin chimiste des plus distingués dont les ouvrages de science et les recherches, bien qu'excellons, sont moins connus que le rôle politique qu'il a joué depuis et que nous n'avons point à juger ici.

L'eau oxygénée ou bioxyde d'hydrogène découverte par Thénard en 1818, repasse très facilement à l'état d'eau pure en cédant son oxygène aux matières instables avec lesquelles elle se trouve en contact. Or, l'oxydation, comme l'exposition à la lumière, mais mieux encore, décolore les matières organiques ; et, sous le second Empire, un coiffeur, le sieur Hugot, découvrit qu'au moyen de lotions à l'eau oxygénée appliqués à la chevelure, une brune piquante pouvait se métamorphoser en rousse. Cette invention lui rapporta beaucoup d'honneur et de célébrité et plus encore de bénéfice, car la préparation de l'eau oxygénée peut se faire sans grands frais. Le même réactif présente en outre l'avantage de ne pas maculer la peau.

Il était naturel que certains des nouveaux composés tinctoriaux dits « aromatiques » payassent tribut à l'art de la peinture des cheveux, et il ne manquait pas de principes colorants, noirs ou bruns, dans cette série ; mais, s'ils teignaient passablement les cheveux « morts, » ils se montraient impuissants vis-à-vis des cheveux « vivants, » l'opération exigeant leur immersion dans un bain d'eau tiède et l'emploi d'un mordant assez violent, le tout pour obtenir une nuance tachetée de rouge et peu flatteuse. Les savants firent des recherches ; l'un d'eux imagina de laver d'abord les cheveux avec de l'eau aiguisée d'acide nitrique, puis de les traiter à l'acide salicylique (le principe antigoutteux par excellence), d'où un splendide blond doré. Un autre praticien fit mieux : reprenant l'eau oxygénée, il conseilla de l'appliquer, mais après avoir imprégné les cheveux d'une drogue à nom barbare intitulée chlorhydrate de paraphénylène-diamine. Nous ne saurions dire quel terme de parfumerie gracieux et euphonique remplaça cette rébarbative expression chimique, mais le spécifique obtint d'autant plus de vogue qu'il permettait de ramener les cheveux blancs à une couleur variant, au choix de la cliente, entre le blond et le noir de jais. L'Allemagne qui règne aujourd'hui sans conteste sur l'Europe en ce qui concerne les produits chimiques et la parfumerie, après avoir saturé ses habitants de la teinture nouvelle, inonda la France d'une liqueur que l'étiquette pouvait à juste titre garantir exempte de plomb, d'argent, de cuivre. Il a fallu en rabattre depuis au point de vue de l'innocuité du nouveau réactif. Comme il ne sature les cheveux qu'à la suite d'une friction énergique opérée avec une brosse dure imprégnée du liquide, la peau de la tête, irritée déjà par le frottement des poils, s'enflamme encore plus au contact du caustique. Aux lésions externes qu'un tempérament eczémateux peut rendre dangereuses se joignent, d'après MM. Laborde et Meillère des accidents internes dérivant de la résorption de ce même caustique : vomissements et affreux maux de tête. Avec des injections de force suffisante, nos deux médecins ont réussi à empoisonner des chiens.

En définitive, les teintures pour cheveux et barbe peuvent devenir une cause de danger et de danger d'autant plus grande qu'elles opèrent mieux et plus vite. Si l'on ne tient pas à risquer des maux fort graves, à compromettre sa santé, on se méfiera des prospectus des coiffeurs ou parfumeurs et on recourra au henné qui, lui du moins, est sans péril, et pour ne pas se ridiculiser en exhibant des cheveux écarlates, on se fera appliquer cette substance par un praticien exercé. Nous voilà réduits en plein XXe siècle à recommander des recettes datant de l'âge des patriarches ! il est probable qu'à cette époque primitive, beaucoup de personnes n'essuyaient point de leur tête la neige des ans et conservaient leur aspect naturel. C'est après tout ce qu'il y a encore de plus raisonnable. En ce qui concerne les femmes, nous convenons qu'une chevelure poivre et sel n'offre pas un aspect agréable ; il vaut mieux, en pareil cas, forcer l'œuvre des années et se coiffer en poudre, dont la blancheur s'ajuste à merveille avec une figure fraîche encore. Ce n'est certes pas à une dame artificiellement blonde ou brune que s'adresse le vers bien connu :

Que vous êtes charmante avec vos soixante ans !

III

Notre tâche, en ce qui concerne les origines lointaines de l'usage des cheveux postiches, sera grandement facilitée par l'abondance de documents, car les perruques eurent autrefois leur historien spécial dans la personne, non d'un coiffeur écrivain, mais d'un vénérable ecclésiastique contemporain des derniers jours de Louis XIV : l'abbé Thiers. Une foule de textes puisés dans les auteurs grecs ou latins prouvent l'antiquité des perruques avant l'époque des Césars romains quand la mode s'en généralisa. Mais ici intervient une distinction qu'il importe de poser : lorsque, des passages cités, il ne ressort aucun détail caractéristique, on ignore s'il s'agit d'une coiffure, d'un ornement de tête garantissant du froid et de l'humidité, ou d'un véritable artifice de coquetterie. Il est probable, pour ne citer qu'un exemple, que la soi-disant perruque d'Annibal servait plutôt au général africain de préservatif contre les rhumes du bivouac que de parure d'emprunt propre à séduire les belles Capouanes.

Nous ne reviendrons pas aux faux cheveux de ces matrones sur lesquelles Martial déverse ses moqueries et les Péres de l'Eglise leurs malédictions : nous en avons déjà suffisamment parlé. Glissons même, le long de la succession des temps, jusqu'après la Renaissance, vers la fin du XVIe siècle. Représentons-nous Marie Stuart sur l'échafaud : le bourreau lève sa hache, décapite la pauvre souveraine, et saisissant par les cheveux la tête toute dégoutante de sang pour la montrer au peuple, s'écrie de toutes ses forces : *God save the Queen Elizabeth* ! Mais les chagrins de toute sorte subis par Marie l'ont dépouillée de la chevelure blonde dont elle était si fière autrefois ; l'exécuteur ne conserve dans ses doigts qu'une perruque, tandis que le crâne dénudé retombe bruyamment sur les planches. Du reste, la féroce reine d'Angleterre n'a pas le chef mieux garni que sa victime et sa perruque rousse n'est pas moins célèbre. Il ressort de ces détails et d'autres encore qu'à cette époque, les postiches exclusifs ne se portaient qu'à titre de luxe assez rare ; généralement les dames se contentaient de renforcer par quelques boucles fausses leur chevelure naturelle quand elle péchait par trop d'indigence.

Jusqu'ici, notre exposition de l'histoire et de la nature des artifices de toilette s'est appliquée aux modes féminines plutôt qu'aux ajustements des hommes. Mais le sexe fort nous occupera exclusivement dans les pages qui suivent. Les historiens spéciaux

II. Cheveux Teints et Postiches - Les Artifices de Toilette sur la Scène

au sujet qui nous occupe racontent que le roi Louis XIII se mit par fantaisie à porter les cheveux longs, mais que, son front s'étant dénudé à la suite d'une maladie, il dut recourir à une perruque et que cet ornement devint à la mode, d'autant plus qu'au gré des petits-maîtres, les cheveux naturels ne poussaient pas assez vite. On débuta, bien entendu, par adopter un terme moyen : le mélange des cheveux faux et vrais, puis, au bout de quelques années, tout le monde se rasa le chef et s'orna d'une toison d'emprunt.

Harpagon reproche à son fils Cléante de porter une jolie perruque blonde fort chère au lieu de garder des cheveux naturels « qui ne coûtent rien, » ce qui prouve que vers 1670 quelques gens âgés, économes ou originaux, conservaient l'habitude des cheveux longs, pratiquée sous la jeunesse de Louis XIII. Quoique la pièce de *Don Juan* soit censée se passer en Sicile, Pierrot est un vrai paysan de l'Ile-de-France, ayant fréquenté la ville et vu de loin des courtisans ; toutefois Don Juan qu'il sauve du naufrage et reçoit chez lui est le premier seigneur dont il peut examiner de près la toilette, et notre villageois remarque très bien que ses cheveux « ne lui tiennent point sur la tête, » montrant ainsi qu'une perruque à la campagne était alors une singularité assez rare.

En ce qui concerne le grand roi, arbitre naturel et suprême de la mode à cette époque, nous sommes admirablement renseignés par les lettres historiques de Pellisson. Jusqu'à l'été de 1673, le monarque se contente d'ajuster à sa tête comme complément de garniture un simple tour de cheveux ; mais au mois d'août de cette année, un coiffeur nommé Viène lui offre une perruque entière dont Louis est si satisfait qu'il lui concède immédiatement le privilège d'ornements de cette nature, tout en confirmant les droits de deux cents confrères plus modestes de la même corporation et reconnus depuis 1659. Cette perruque trompe jusqu'aux courtisans qui sont à même d'approcher le plus près du souverain et se superpose tellement bien aux cheveux naturels que pas n'est besoin de couper ces derniers. Par exemple, comme elle ne comporte aucune tresse et que les cheveux ont été passés *un à un* dans la coiffe, elle coûte bon, 50 pistoles, ce qui n'empêche pas, bien entendu, les commandes d'affluer chez l'artiste, d'où renchérissement. Trente ans plus tard, Mme de Beauvilliers femme du gouverneur des enfants de France, s'informe du prix d'une belle perruque blonde destinée à coiffer le

Antoine de Saporta

jeune roi d'Espagne Philippe V, qui s'équipe pour aller guerroyer en Italie : on lui répond qu'il s'agit de dépenser 800 livres. Eu égard à la difficulté des temps, la duchesse, avec grande raison ce nous semble, trouve le prix exagéré et, sans le savoir peut-être, elle se rencontre avec Harpagon et écrit à Louville qu'il est plus économique et aussi plus gracieux que le prince fasse la campagne en « tête naissante, » en attendant que ses boucles aient repoussé.

Nous croyons que le brave abbé Thiers prenait ses désirs pour la réalité lorsqu'il nous dit, en propres termes, que Louis XIV était personnellement opposé aux perruques. Notre auteur ne pouvait cependant ignorer, lui si instruit sur la matière, que le roi arborait sa belle perruque de Viène précisément pour aller à la messe, ce qui donnait même, suivant Pellisson, des distractions aux courtisans avides de nouveautés. Quoi qu'il en soit, cette circonstance nous rapproche du cœur même du sujet épuisé par Thiers. L'usage des perruques pour ecclésiastiques surtout à l'église, au chœur, et encore plus à l'autel, est-il licite ? Tachons de nous débrouiller dans ce labyrinthe de controverses, compliquées d'anecdotes, de défenses strictes, de permissions plus ou moins larges, souvent contradictoires.[1]

C'est vers l'année 1660 que les ecclésiastiques mondains se coiffent pour la première fois de cheveux étrangers ; l'abbé de la Rivière, évoque de Langres, donne le premier l'exemple, et bientôt le cardinal de Vendôme, légat *a latere* du Pape Clément IX, autorise un chapelain de la Cour à célébrer le saint sacrifice en perruque « modeste. » Mais les rigoristes criblent le premier d'épigrammes amères et déclarent nettement au cardinal qu'il a outrepassé ses droits. Une décision du Pape lui-même n'apaise pas leur fureur : comme un sieur Dappeville, chargé des affaires ecclésiastiques près la cour de Home, s'était présenté chez Sa Sainteté en modeste perruque à calotte, les officiers pontificaux, enchantés peut-être de ridiculiser un Français, s'indignent qu'on sollicite une audience pontificale sans avoir le chef absolument découvert et refusent l'entrée à Dappeville. Sans perdre son sang-froid, ce dernier enlève

---

1 Suivant Thiers toutes les condamnations lancées par les Pères de l'Église contre les cheveux postiches de femme s'appliquaient *a fortiori* aux ecclésiastiques. Quant aux théologiens de cette époque, ils n'approuvaient pas la mode des cheveux faux sur les têtes féminines, mais ne regardaient plus l'emploi de cet ornement supplémentaire comme entraînant une faute grave.

II. Cheveux Teints et Postiches - Les Artifices de Toilette sur la Scène

la fameuse calotte, exhibe un crâne absolument pelé, et somme les gardes de l'introduire. Le Pape, bien entendu, blâme le zèle intempestif de son personnel et permet au Français de se présenter sans être décoiffé.

Dans le clergé de plusieurs diocèses, il se forme deux partis acharnés l'un contre l'autre au sujet des perruques. Celui des rigoristes s'arme de force textes des Pères de l'Eglise et des conciles. Les perruques, disent-ils, constituent en somme un déguisement, une mascarade théâtrale indigne d'un ministre des autels. Il est interdit aux clercs de porter des cheveux frisés, bouclés, poudrés ou parfumés ; or, les perruques sont par nature parfumées, poudrées, bouclées, frisées. Comment un prédicateur ainsi coiffé peut-il persuader aux femmes de son auditoire de laisser de côté poudre et tours blonds alors qu'il porte des ornements similaires ? Comment oser cacher une tonsure qui incarne l'emblème par excellence de la cléricature ?

De certains arguments ressortent divers détails curieux. Ainsi Thiers affirme qu'un ecclésiastique portant perruque dépense pour elle de 30 à 40 pistoles par an, d'où gaspillage abusif. Souvent le clerc possède deux perruques et par un choquant contraste, c'est la moins belle dont il se coiffe le matin pour se rendre à l'église, tandis qu'il arbore la plus fraîche pour ses visites mondaines. Les trop longs poils de la perruque sont-ils-roussis lorsque le séculier lit le soir à la chandelle, ou tachés au contact de l'assiette pendant le repas, qu'il faut réparer la coiffure, tandis que son porteur est forcé de garder la chambre. Nous apprenons aussi que tantôt les perruques supprimaient toute apparence de tonsure ou couronne, que tantôt les calottes en satin, cuir, ou peau de cochon présentaient des tonsures ou couronnes fictives.

Quels textes, quelles raisons invoquaient pour leur défense ceux qu'on appelait avec mépris les « perruquets ? » Thiers dédaigne de nous l'apprendre : mais il expose longuement les tentatives des novateurs et les difficultés qu'elles ont provoquées. Parce qu'une tradition fort ancienne et très répandue alors désignait la nuance rouge comme ayant été celle des cheveux de Judas, un puissant préjugé régnait contre les malheureux doués de cheveux carotte qu'on appelait alors des « rousseaux. » Ennuyé sans doute de se voir vilipendé pour un défaut naturel dont il était certes bien innocent,

Antoine de Saporta

un jeune chanoine de Tours arbore perruque et la ville entière se scandalise de cette licence. (Thiers n'exagère-t-il pas un peu ?) Le promoteur du diocèse cite devant l'Official notre chanoine et le met en demeure d'opter entre son bénéfice et son ornement illicite. Ne voulant ni se décoiffer, ni se démettre, le jeune homme tient bon et entame devant les tribunaux compétents une lutte héroïque, au terme de laquelle il succombe cependant. Redoutant sans doute les plaisanteries des malins Tourangeaux, il prend le parti d'aller dans un autre diocèse cacher en paix ses cheveux rouges.

Ce fut peut-être à Reims qu'il se rendit. En effet, à peu près à la même époque, l'archevêque de cette ville intervient dans un procès de ce genre, réconcilie les adversaires et formule une transaction qui fait pousser des cris de désespoir aux rigoristes. Il s'agissait d'un chanoine de Soissons, Rousseau de nom, s'il ne l'était de couleur, qui voulait célébrer en perruque la messe capitulaire (1679) et qu'avait approuvé le Parlement de Paris, prononçant en sens contraire des premiers juges ecclésiastiques.

Il faudrait invoquer la muse de Boileau ; il faudrait refaire un poème parallèle à celui du *Lutrin*, et peut-être plus long, pour chanter la lutte que Raoul Foy, chanoine de Soissons, soutient contre ses collègues du chapitre, excités par le doyen Le Fèvre d'Ormesson, lesquels, le 25 novembre 1685, commettent un bedeau et un marguillier pour interdire l'entrée du chœur à Foy parce qu'il porte une perruque « simple et modeste, » à ce qu'il prétend du moins. Double procès au Châtelet de Paris et à l'officialité de Reims. Thiers ignore le dénouement de l'affaire dans laquelle l'archevêque de Reims joua peut-être, vis-à-vis des chanoines en querelle, le même rôle pacificateur que Lamoignon auprès du clergé de la Sainte-Chapelle.

A Albi, à Bourges, l'autorité se montre absolument intransigeante ; elle menace les ecclésiastiques rebelles de les suspendre *ipso facto*. A Agen, règlement transactionnel qui ne satisfait personne : on tolère bien le port des cheveux artificiels ; mais les prêtres, diacres et sous-diacres doivent les quitter à la sacristie avant de monter à l'autel, et ils prétendent que les perruques ainsi déposées sont abîmées par des mains indiscrètes ou même dérobées, et il en coûte cher de les renouveler. Fait curieux, le gros du parti des « perruquets » se composait de deux troupes bien distinctes :

d'abord les jeunes et élégants, puis les vieux ecclésiastiques chauves et disposés aux rhumes ; les uns pressés de se parer, les autres désireux d'éviter les refroidissements. C'est même en faveur d'un de ces derniers, — le sieur Joseph B..., bachelier en théologie et frère d'un ascendant direct de l'auteur de ces lignes, — que Mgr de Grimaldi, archevêque d'Aix, accorde, en 1684, sur certificat médical, une autorisation en règle de porter perruque. Il y est recommandé, en latin fort élégant, que les cheveux faux simulent la couleur naturelle, qu'ils entourent une tonsure artificielle et découvrent entièrement les oreilles.

Mais, au moment où Thiers rédige son ouvrage, à la fin du XVIIe siècle, l'emploi des perruques devient si général, à son témoignage, que les laquais eux-mêmes en portent et que d'autre part, chez certains réguliers, comme les Oratoriens, les mêmes innovations qui venaient d'agiter les séculiers prennent naissance et engendrent censures identiques et expulsions parallèles.

Les perruquiers ne pouvaient guère manquer de réaliser des bénéfices considérables sur la fabrication d'un accessoire de toilette à la fois obligatoire et fort cher ; aussi n'hésitent-ils pas à s'imposer de lourds sacrifices pour conserver leurs privilèges. En 1673, ceux de Paris offrent 400 000 livres pour que leur nombre ne soit pas augmenté ; en 1689, pour le même motif. 100 000 livres, ce qui n'empêche les ministres de créer, en 1692, 150 nouveaux offices, d'où gain de 300 000 livres au profit de l'Etat, et les mêmes manœuvres se renouvellent encore en 1706 et 1714 avec des bénéfices toujours croissons.

Nos praticiens ne lardent pas à s'apercevoir qu'ils trouvent plus de profil à présenter à leurs clients des perruques non moins volumineuses, mais plus légères, et les acheteurs de goûter cette transformation. La perruque type Louis XIV tient la tête trop chaude : aussi, après la mort du grand roi, on commence à rassembler les faux cheveux en arrière pendant l'été pour ne les laisser pendre latéralement qu'en hiver. Cette habitude est trouvée si commode qu'elle devient perpétuelle ; pourtant les robins, négociants, financiers sont les derniers à conserver les perruques longues et bouclées. Les militaires, eux, supportent à grand'peine l'emploi des cheveux artificiels, surtout frisés ; ils essaient d'abord des perruques « à la brigadière, » simples et légères, puis adoptent

Antoine de Saporta

un parti plus simple, celui de laisser pousser tout bonnement leurs cheveux, mode assez bizarre dans nos idées actuelles, mais qui n'en a pas moins subsisté pendant trois bons quarts de siècle.[1]

Quoi qu'il en fût, comme tout le monde n'était pas militaire et que la nature ne garnissait pas également tous les crânes, le port de perruques invariablement poudrées, bouclées et bichonnées caractérisait les contemporains de Louis XV et de Louis XVI. Une scène des proverbes de Carmontelle nous prouve que même les mendiants qui sollicitaient dans les rues la charité des passants se coiffaient de perruques. Du temps de M. de Sartine, les ornements de tête se simplifient : la perruque, simplement crêpée, est divisée par une large raie perpendiculaire au front et quelques originaux commencent à délaisser la poudre.

Nous quitterons maintenant l'examen des habitudes de nos grands-parents pour nous rendre compte de la nature des ornements factices dont ils chargeaient leurs têtes. En ce qui concerne le XVIIe siècle, Thiers ne ménage pas les renseignements.

Il nous dit que les premières perruques portaient le nom de « calottes, » et qu'on les appelait aussi moins élégamment « teignasses » ou « tignasses ; » elles couvraient la tête des gens graves et doctes, des bourgeois de robe et plus tard des ecclésiastiques.[2] On peut rattacher à cette variété la célèbre coiffure de Chapelain que Furetière a immortalisée. C'était, en effet, une calotte de satin ou de velours épousant la forme du crâne, entourée d'un « calpin » ou « canepin » en épidémie de peau de mouton, adhérente à l'étoffe. Le long de cette bordure pendaient quelques rares cheveux longs et plats que l'ouvrier avait passés un à un dans le « calpin » au moyen d'une aiguille. Pendant la minorité de Louis XIV on commença à friser les cheveux des calottes, et pour ne pas

---

1 Cette coutume, — les mémoires anecdotiques du temps en témoignent, — favorisa bien des travestissements, puisqu'une femme du XVIIIe siècle n'avait pas à couper ou dissimuler ses cheveux pour se faire une tête de gentilhomme, ni un joli garçon à s'embarrasser d'une perruque pour simuler une femme. L'habitude de se raser strictement d'une part, et le port habituel du fard de l'autre, facilitait encore la transformation.

2 Dans la chanson du roi Dagobert, qui sent son XVIIIe siècle, saint Éloi, personnage vieux et semi-ecclésiastique, porte une « tignasse » au lieu que Dagobert se couvre d'une « perruque. » Qu'on nous pardonne de recourir à des textes aussi peu sérieux.

II. Cheveux Teints et Postiches - Les Artifices de Toilette sur la Scène

trop faire attendre le patient on inventa les « têtes à perruques. » Plus tard un perruquier nommé Quentin imagine mieux encore et crée la perruque« entière » ou « passée au métier ; » les cheveux postiches sont tressés par petites mèches, et les tresses cousues sur une légère coiffe qui ne se distingue point. Succès fou du modèle à Paris d'abord, puis en province, enfin à l'étranger, en commençant par les laïques et en finissant par les membres du clergé. En 1682, inquiets de la vogue de Quentin, ses confrères lui octroient 30 000 livres pour le rachat de son privilège exclusif.

Au XVIIIe siècle, les perruques d'homme proviennent presque exclusivement de cheveux coupés sur des têtes féminines parce qu'ils sont plus moelleux que les cheveux d'homme. On lessive les cheveux avec des cendres pour les dégraisser ; on les fait sécher dans du son et on les cuit au four. Mais comme la frisure, pratiquée par l'artiste sur la tête à perruque avant que le client n'achève sa toilette, eût été peu solide, surtout les jours de pluie, on entremêle les cheveux de poils d'une rigidité plus accentuée, tels que crins de chevaux, de queue de bœuf, soies de porc, grâce auxquels la frisure se conserve mieux.

Les faux cheveux, — on l'a bien vu par les chiffres que nous avons déjà fournis, — grevaient d'une lourde charge le budget de toilette des hommes. Aussi divers inventeurs pensèrent faire fortune en lançant des types nouveaux de perruques économiques. On en fabriqua d'excellentes, paraît-il, en fil de fer ; mais les maîtres perruquiers, furieux de cette innovation qui les ruinait doublement parce que les nouvelles perruques duraient trop et qu'elles n'avaient pas besoin d'être refrisées, les maîtres perruquiers, disons-nous, profitant de ce que l'inventeur était étranger à leur corporation, lui intentèrent un procès qu'ils gagnèrent et firent interdire le commerce des perruques en fil de fer. Ils ne purent, par exemple, s'opposer à l'innovation, pour la toilette du matin, des perruques en peau de mouton importées d'Angleterre où tous les matelots en mettaient de semblables, plutôt comme coiffure de protection contre les intempéries et contre les coups de sabre dans les combats que comme ornement.

Quoique n'ayant pas, il s'en faut de beaucoup, épuisé l'histoire des cheveux postiches ; quoique aussi les détails curieux concernant l'état actuel de cette industrie ne fassent pas défaut, nous n'en

Antoine de Saporta

dirons pas davantage sur ce sujet, pour des raisons déjà exposées. Mais il nous reste encore à étudier l'art d'améliorer le physique de l'homme de la manière la plus artificielle, la plus accentuée et aussi la plus transitoire.

IV

Depuis de longs siècles l'homme, ou la femme, qui se produit devant le public sous un costume d'emprunt pour jouer un rôle appris par cœur, sérieux ou comique, ou déployer silencieusement son agilité, s'est cru obligé de modifier plus ou moins sa physionomie véritable. Sous ce rapport, que de nuances à analyser, depuis le masque coiffant les interprètes de Sophocle et Aristophane jusqu'à l'imperceptible voile de rouge que risque à peine sur sa face l'actrice de salon ! Entre ces deux extrêmes se distinguent le grossier peinturlurage des clowns et le savant maquillage des artistes de nos théâtres.

Nous avons tous été, dans nos classes de littérature ou d'histoire grecques, trop souvent entretenus de Thespis, de son chariot, des acteurs primitifs barbouillés de lie, etc., pour que nous en reparlions encore ici. Passons donc directement à l'âge d'or de la scène grecque. La personnalité de l'acteur, — les actrices faisant défaut, — s'éclipse complètement et le personnage représenté, quel que soit son sexe dans la pièce, est un mannequin de carnaval surmonté d'un masque à vaste perruque et reposant moins sur des chaussures que sur des échasses. L'acteur anime ce fantoche sans que, au rebours de ce qui se passe aujourd'hui, nulle partie de son corps soit visible pour les spectateurs. Des gantelets articulés cachent les mains ; de longues et larges manches voilent les bras ; une ample robe recouvre les épaules, la poitrine, le ventre capitonné et dissimule les jambes. Quelle opposition avec nos comédiennes modernes, avec nos ballerines si légèrement vêtues ! Par un curieux contraste, les Grecs qui habillaient sommairement dans les tableaux et les statues leurs déesses et leurs héroïnes ne les admettaient sur la scène que drapées dans des plis épais d'étoffes précieuses.

Nous ne voulons pas nous poser en apologiste d'une convention, qui dans nos idées d'aujourd'hui semblerait grotesque ; mais nous rappellerons, d'après les érudits, les avantages du masque de théâtre suivant les préjugés des Grecs. Eschyle, non moins habile artiste et metteur en scène qu'excellent dramaturge, s'il ne fut pas l'inventeur du masque tragique, lui avait déjà donné une forme très perfectionnée et, depuis, le masque toujours modelé par les soins des artistes les plus illustres, synthétisait l'image de la beauté idéale, ou, dans la comédie, de la laideur traditionnelle. Peu importait que l'acteur fût vieux, laid de visage ou difforme de corps ; sur la scène, il restait toujours jeune, beau, bien fait, grâce au masque et aux accessoires dissimulés sous sa longue robe. Rien n'empêchait le même comédien de remplir deux ou même trois rôles principaux ou secondaires en changeant chaque fois de costume, de masque et d'accessoires ; trois ou peut-être quatre déclamateurs de talent suffisaient pour représenter, sans comparses médiocres, une pièce à nombreux personnages. Au poète incombait le soin de combiner entrées et sorties ; de là quelques maladresses de métier ou « ficelles » trop apparentes que les hellénistes contemporains ont devinées dans certaines tragédies d'Eschyle et d'Euripide que gênait la règle dite « des trois acteurs. »

Sophocle, ajoutent-ils, est plus expert et ne commet pas de semblables fautes. Peut-être parce qu'il jouait au besoin la tragédie et prêtait son concours incognito sous le masque : ainsi nous savons, d'après Athénée, qu'il incarna le rôle de la princesse Nausicaa dans une de ses pièces. Nous n'ignorons pas non plus qu'Aristophane créa le rôle de Cléon dans les *Chevaliers*. Aujourd'hui on serait bien étonné de voir M. Sardou ou M. Edmond Rostand interpréter leurs propres œuvres.

Comme ce sujet des masques et des habits de théâtre chez les Grecs présente beaucoup d'intérêt, de nombreux érudits des temps modernes et contemporains l'ont abordé sous toutes ses faces : nous nommerons, rien que pour l'époque actuelle, MM. Dierks, Salomon Reinach, A. Müller, P. Girard… et bien d'autres encore.

Par malheur les antiquaires, moins heureux que le renard de la première fable d'Esope, n'ont jamais réussi, au cours de leurs fouilles en Grèce ou en Italie, à retrouver un masque de théâtre et ils se trouvent réduits à colliger d'innombrables passages extraits d'une foule d'écrivains anciens et à relire les indications très sommaires

Antoine de Saporta

d'un auteur technique, Julius Pol-lux. Mais quelle difficulté peut décourager un savant de nos jours ?

Les masques n'étaient pas de bois, comme on l'a longtemps supposé, mais bien de chiffons comprimés dans un moule et imprégnés de stuc. Fort durs, ils auraient même gêné l'acteur sans une calotte protectrice de feutre tapissant l'intérieur et dont l'utilité se manifestait eu cas de chute sur la scène. Deux trous imperceptibles donnaient passage au regard, un orifice plus grand à la voix, et de savants artifices de dessin et de modelage combinaient des traits grossis intentionnellement, déformés même, mais à la condition de s'harmoniser avec les points fixes des prunelles et l'ouverture de la bouche pour lesquels s'imposait la coïncidence du vrai et du faux visage.[1] D'abord pâles à l'époque des tragiques primitifs, les masques, sous l'impulsion d'Eschyle, ne tardèrent pas à se colorer ; l'expression en fut d'abord sereine, peu accentuée ; puis, au temps des Alexandrins et à plus forte raison après 1ère chrétienne, elle s'exagéra et dégénéra en grimace tourmentée ; la bouche, modérément ouverte en premier lieu, se déforma en véritable gueule de four, comme en témoigne Lucien.

Tombant d'aplomb sur la tête de l'histrion, comme aujourd'hui les feux de la rampe sur sa face, les rayons du soleil eussent écrasé la physionomie du masque si la haute coiffure triangulaire nommée *onchus* n'avait rétabli l'harmonie. D'abondants cheveux postiches bouclés ruisselaient de l'*onchus*, lequel enfin s'abaissait sensiblement dans les masques de femme à chevelure flottante. Cet ornement constitua d'abord un ingénieux correctif inspiré par l'esthétique ; mais, dans la suite des âges, il grossit et s'exagéra comme l'expression du masque et sans doute aussi les couleurs.

On a souvent assimilé la tragédie hellénique à notre grand opéra : les conventions assez illogiques qui gouvernent nos drames musicaux se rapprochent de celles qui réglaient les représentations du vieux théâtre attique. Héros et héroïnes, empêtrés dans leurs accessoires, s'avançaient à pas lents, modulant presque en déclamant leurs tirades ; le peu d'animation de la physionomie des chanteurs actuels, leurs gestes mesurés, correspondent à l'expression immuable du masque tragique, aux attitudes élégantes

---

1 M. P. Girard dans la *Revue des Études grecques* ajoute un quatrième point fixe : l'extrémité du nez. Le problème n'en offrait que plus de difficulté.

II. Cheveux Teints et Postiches - Les Artifices de Toilette sur la Scène

mais calmes des interprètes anciens, auxquels était interdit tout mouvement un peu vif. Voulaient-ils, emportés par le feu de l'action, sortir de leur rôle de figurants de tableaux vivants, que survenaient les accidents les plus grotesques. « Ont-ils le malheur, ce qui n'est pas rare, — dit le moqueur Lucien, — de faire un faux pas et de tomber au milieu du théâtre ; ils deviennent la risée des spectateurs ; le masque et le diadème sont brisés, la véritable tête du comédien ensanglantée, ses cuisses à nu en grande partie : on ne voit plus que ses misérables haillons et ses cothurnes tout difformes et nullement proportionnés à ses pieds. »

On s'est demandé comment la rigoureuse immobilité du masque s'accordait avec les différentes phases des passions analysées dans le drame, avec les alternatives effrayantes de bonheur ou de désespoir par lesquelles passait le personnage créé par le poète. Sans doute, ont répliqué les érudits, point de jeu de physionomie possible pour l'acteur ; mais aujourd'hui même peut-il rougir, pâlir, verser de vraies larmes, hérisser ses cheveux alors qu'il est censé faire tout cela aux yeux des spectateurs ? Il paraît démontré aussi que l'expression du masque semblait au public se modifier suivant son inclinaison et qu'un habile comédien savait mettre cette circonstance à profit.[1] L'acteur, en somme, ne changeait de masque dans le cours d'un même rôle qu'à la suite d'une mutilation du personnage (comme dans Œdipe) ou d'une de ces métamorphoses si chères à la mythologie.

Masque, accessoires, capitonnages, costume, cothurnes grandissaient et grossissaient l'histrion au point de le disproportionner absolument avec un homme non attifé pour la scène. Aussi on n'aurait pu mêler des acteurs à visage découvert à ces monstres, vraies statues animées, dont les plus petits dépassaient cinq pieds six pouces avec têtes et membres à l'avenant. Suétone cite un cas fort curieux en parlant des folies de Néron : quand l'empereur était las de jouer au théâtre des rôles d'héroïnes, sous un masque idéalisant ses favorites du jour, il représentait

---

1 Remarque intéressante autant que paradoxale en apparence que nous avons extraite de l'ouvrage de M. Albert Lambert, *Sur les planches*. L'écrivain-acteur la formule à l'occasion d'une représentation rétrospective donnée à l'Opéra en 1886 et dans laquelle on joua, avec tous les accessoires du théâtre grec, une adaptation de l'*Agamemnon* d'Eschyle, traduit par M. de Bornier. M. Lambert figurait Clytemnestre sous le masque.

Antoine de Saporta

son propre personnage — non avec sa véritable face nue — mais coiffé d'un modelage simulant sa physionomie. Un autre détail sera mieux compris de nos lectrices : jamais à aucune époque et chez aucun peuple, femme de l'antiquité n'a subi l'épreuve d'enfouir sa tête sous un masque tragique. Chez les Grecs, règles simples et absolues à formuler : masques d'Eschyle, artifices auxiliaires, et hommes seuls sur la scène. Chez les Romains antérieurs aux Antonins, coutumes variables et complexes : ainsi les interprètes de Plaute et de Térence sont des hommes barbouillés d'une couche épaisse de craie, plâtre ou farine, à la façon des pierrots modernes leurs successeurs, et emperruqués comme nos clowns ; on use aussi du masque collant qu'Arlequin a perpétué jusqu'à nos jours ; on joue encore à visage complètement découvert, et les femmes, comme en témoignent Horace et Cicéron, montent sur la scène, mais sans doute pour ne remplir que des rôles muets. L'origine, comme la nature même des spectacles, variait beaucoup : d'où une certaine diversité de conventions. Les Italiens d'autrefois, comme ceux d'aujourd'hui, étaient d'excellents grimaciers, des mimes de premier ordre, et les Romains ne renoncèrent pas volontiers à jouir de l'agrément des jeux de physionomie, des gestes un peu vifs. Mais il semble que les usages helléniques, comme la langue elle-même et la littérature des Grecs, envahissent peu à peu le monde latin. Le vieux masque, dont l'expression s'exagère de plus en plus avec la décadence de l'art, s'impose progressivement aux Romains qui, peu enthousiastes au début, finissent par prendre leur parti de ces figures aux traits forcés et immobiles. Deux cents ans environ après 1ère chrétienne, aucun visage d'histrion ne s'exhibe à découvert dans une représentation tragique, comique ou chorégraphique, à ce que Lucien affirme, et aucune femme ne monte plus sur le théâtre. Les rudes invectives de Tertullien contre les spectacles païens nous confirment cette dernière circonstance par l'absence de tonte récrimination à l'égard des comédiennes.

La mode du masque au théâtre persiste jusqu'à l'effacement du dernier vestige du paganisme et des goûts littéraires classiques. Les Pères de l'Église du Ve siècle condamnent encore un spectacle devenu trop raffiné pour leurs contemporains ; mais ils luttent avec plus d'ardeur à l'égard d'un nouveau genre de divertissement qu'on pourrait peut-être assimiler, non certes à nos représentations modernes de cirque, mais à ce qu'elles deviendraient, jouées par la plus vile racaille des deux sexes, en présence d'un public très mal choisi, duquel les gens honorables s'excluaient d'eux-mêmes. Souvenons-nous que la future impératrice Théodora, élevée à l'amphithéâtre, avait débuté comme« clownesse » dans l'emploi que nous appellerions dans l'argot moderne les « Augustes » et qu'elle avait diverti non moins par ses plaisanteries que par les grimaces de sa figure non masquée les portefaix et les matelots de Constantinople (Procope).

V

Tout à l'heure nous avons formulé cette pensée que, dans la Rome ancienne la variété des spectacles, d'origine locale ou exotique, offerts au peuple, devait occasionner une dissemblance dans la nature des artifices de la scène. Lorsque, à la fin du XVIe et au début du XVIIe siècle, le théâtre profane succéda aux mystères, avec des pièces souvent importées d'Italie et des acteurs nés ou formés dans la Péninsule, il en fut à peu près de même, et les comédiens adoptèrent trois moyens de se grimer.

A cette époque le masque se portait souvent dans la vie ordinaire ; qu'y a-t-il d'étonnant de le voir adopter pour le théâtre, après transformation, et fournir une longue carrière ? Le masque caractérisa, de la fin du XVIe au milieu du XVIIIe siècle, certains rôles chargés, à types traditionnels de matamores, capitans, vieillards grotesques ; peut-être Molière le portait-il lorsqu'il créa les emplois de Mascarille, notamment dans les *Précieuses*. Le masque a longtemps coiffé les danseurs dans les ballets mythologiques de l'Opéra, usage qui ne cessa que dans les dernières années de Louis XV pour les premiers sujets. Il a permis, à une époque où les actrices étaient rares et les danseuses de profession inconnues ou non disponibles, d'introduire sur la scène plus d'un homme travesti, soit dans l'ancienne comédie (rôles de nourrices du temps de Hardy et de la jeunesse de Corneille), soit dans les ballets qu'on dansait non seulement au théâtre, mais dans les fêtes de la Cour et jusque dans les collèges. Grâce à lui, plus d'un original amateur de chorégraphie parut *incognito* sur la

Antoine de Saporta

scène de l'Opéra pour développer en public son agilité. Le masque a disparu, pour toujours probablement, mais on peut considérer comme le rappelant le faux nez en cire que se modèlent les acteurs tant soit peu camards lorsqu'ils jouent certains rôles comme celui de Cyrano.

Les spectateurs de l'ancien théâtre français toléraient le masque plutôt qu'ils ne l'appréciaient. Aussi les premiers acteurs comiques avaient imaginé une solution mixte qui combinait la laideur obligatoire avec une suffisante mobilité de physionomie ; ils « s'enfarinaient » suivant l'expression même de Scarron, dans le *Roman Comique*, c'est-à-dire se couvraient la face d'une couche épaisse d'amidon, comme les Pierrots actuels se blanchissent la figure. L'enfarinement signalait les personnages ridicules des farces les moins relevées. Il est plus que probable que Molière, courant la province avec sa troupe comique, a rempli le principal rôle dans une de ses premières ébauches intitulée la *Jalousie du Barbouillé*, canevas informe dont il a retiré plus tard *George Dandin*. Le titre est caractéristique et donne à penser que l'acteur qui tenait l'emploi se faisait une tête analogue à celle de nos clowns modernes.

Néanmoins, à l'époque qui nous occupe, beaucoup de rôles d'homme : rois, héros, amoureux et tous les rôles remplis par des femmes se jouaient à visage découvert. Notez qu'il n'y avait point de rampe et que souvent les spectateurs envahissaient la scène. Les comédiens se faisaient-ils leur visage ? Sans doute, mais à ce que nous croyons, cette coutume ne reposait point sur les mêmes motifs d'optique qu'aujourd'hui. Les femmes de ce temps, et surtout celles du monde dans lequel se recrutaient les comédiennes, n'avaient pas besoin de monter sur les planches pour se farder ; les petits-maîtres comiques imitaient en les exagérant à peine les raffinements de toilette de leurs originaux à la ville ; enfin les traits des comédiens déjà vieillis avaient besoin d'être améliorés.

Après l'année 1700, les acteurs de tout emploi commencent à abuser du rouge sur la scène, en même temps que les dames à la ville se mettent à s'en appliquer avec excès ; les deux modes marchent parallèlement. Venant de Londres où cette double exagération ne se pratiquait pas, Addison est tout surpris et compare ironiquement la fraîcheur suspecte des reines de théâtres, à Paris, aux couleurs véritables des jeunes laitières de son pays. Plus tard les habitudes se modifient, les salles s'agrandissent, l'acteur s'éloigne de plus en plus du spectateur et le reflet rougeâtre de l'huile des quinquets s'accommode d'une forte dose de blanc. C'est contre l'emploi exagéré de ce blanc dont se plâtrent les comédiennes que prêche M»6 Clairon ; elle trouve que la couche, trop épaisse, nuit considérablement aux jeux de physionomie dans les scènes tragiques. Il faut se contenter, ajoute-t-elle assez sagement, d'aider la nature par des modifications peu sensibles et intelligentes aux sourcils, aux cheveux, aux oreilles, aux lèvres, conformément à l'esprit du rôle et aux principes de l'anatomie de la tête, détails que ne doit pas ignorer une bonne actrice.

A la suite de ce résumé historique, nous choisirons, pour les exposer, divers renseignements applicables aux personnages que nous voyons actuellement s'agiter sur les planches. Quelques règles générales sont du ressort du simple bon sens. L'acteur, ce mot étant pris dans son acception la plus large, peut user d'un maquillage d'autant plus grossier qu'il reste moins longtemps en scène et se démène moins ; mais qu'il soigne sa peinture s'il prend part à une action prolongée. Peu importe à un clown ou même à une ballerine de quitter au bout de quelques minutes soit la piste, soit la scène, la face ruisselante d'une bouillie multicolore mêlée à la sueur ; mais un comédien qui joue dans les cinq actes d'une pièce, un ténor qui chante à plusieurs reprises de longs morceaux, doivent se grimer avec beaucoup de soin. En outre l'entreprise se simplifie beaucoup s'il s'agit d'un homme ou d'une femme encore jeunes ; elle se complique pour les vieux comédiens, et pour les personnes trop brunes, quel que soit leur âge.

Chaque artiste dramatique s'applique lui-même son fard, sans recourir à l'aide d'un coiffeur spécialiste, en se guidant sur une routine bien vite acquise, paraît-il. Et même chez les Allemands, gens plus méthodiques que les Français, l'art de se grimer au théâtre comporte une petite littérature technique, très nourrie, de laquelle nous extrairons la plupart des détails qui termineront cet article.[1]

Autrefois, et les Mémoires de Mlle Clairon le confirment pour le XVIIIe siècle, les comédiens se servaient de fards en poudre :

---

1 *Die Maske des Schauspielers, von Fr. Altmann. Drille Auflage, neu bearbeilet von Ludwig Menzel.* Berlin, Bloch.

Antoine de Saporta

maintenant ils ne recourent plus qu'aux fards gras, de sorte qu'à l'art du pastelliste a succédé celui du peintre à l'huile, plus parfait en ce qui concerne la transition de la peinture à la peau et précieux surtout pour dissimuler les petites rides et les légères imperfections de l'épiderme.

L'épaisseur de la couche à appliquer, les nuances de noir, brun, gris, rouge clair ou foncé, jaune et blanc, les transitions à ménager d'une teinte à l'autre, dépendent de la nature de l'éclairage. Avant de se produire devant les feux des bougies, des lampes à huile ou à pétrole, l'acteur ne s'applique qu'une couche mince de fard, n'accentue pas beaucoup les accidents de sa face et évite les nuances intermédiaires au profil des couleurs fondamentales : rouge et blanc. Il convient déjà de forcer le maquillage en présence de l'éclairage au gaz, et enfin le comédien qui se produit en public derrière une batterie de lampes à incandescence doit accroître encore la couche de peinture, combiner de savantes dégradations à partir du rouge vif des pommettes, et ne se servir que de fards de première qualité.[1]

En ce qui concerne le masque du comédien contemporain, on peut énumérer bien des effets à obtenir, citer bien des moyens d'exécution à appliquer, marquer bien des imperfections naturelles à corriger, mentionner bien des déformations à provoquer artificiellement, mais à défaut d'une fastidieuse classification technique de buts et de tours de main, il convient de mentionner comment on opère dans les deux cas extrêmes : celui de la femme et du jeune premier qui doivent avant tout s'embellir sans modifier profondément leur apparence naturelle, et celui du comédien obligé de se vieillir, de se transformer et de s'enlaidir.

« Examinez attentivement un portrait dû au pinceau de quelque grand maître et copiez-en l'aspect du mieux que vous pourrez. » Telle est la règle générale à poser dans la première des deux circonstances. L'artiste commence par se barbouiller la face avec du beurre de cacao de façon à n'en laisser sur la peau qu'une couche infiniment mince, mais uniforme ; puis il applique la teinte fondamentale : blanc (de zinc par exemple) en fard gras pour les

---

1 Le critique musical d'un journal parisien très répandu nous a dit se rappeler parfaitement la réforme du maquillage qu'occasionna aux Variétés la substitution de l'éclairage électrique à l'ancien éclairage au gaz.

II. Cheveux Teints et Postiches - Les Artifices de Toilette sur la Scène

comédiennes[1] blanc de zinc mêlé d'un soupçon de terre de Sienne et de rouge pour les jeunes acteurs (le mot jeune, bien entendu, s'applique à la nature du rôle et non à l'âge réel de l'interprète). La question du rouge aux joues, — c'est le technicien allemand qui parle, — importe beaucoup. Notre auteur suppose donc une actrice à visage ovale, à joues point trop grosses sur lesquelles les muscles se détachent eu légère saillie depuis le vomer jusqu'au confluent des maxillaires : ces sortes de figures s'accommodent fort bien de l'optique de la scène. Si notre comédienne couvre maladroitement sa joue d'une trop large tache de rouge, elle ne réussira qu'à reproduire l'image d'une paysanne vulgaire et des sourcils mal teints achèveront de l'enlaidir. En bonne règle, le doigt, trempé dans le rouge et faisant office de pinceau, ne doit laisser de traces que sur la partie supérieure de la joue, en donnant l'illusion, non de ce que la nature pratique le plus souvent, mais de ce qu'elle réalise de mieux. Il faut, bien entendu, ménager intelligemment les dégradations de teinte, ne pas choisir comme nuance fondamentale un blanc trop éclatant, et enfin se garder de se rougir l'oreille, ce que font à tort beaucoup de comédiennes. Personne n'ignore que les traits noirs très fins tracés parallèlement au contour de l'œil servent à l'élargir en apparence, que les sourcils doivent être redressés, agrandis et ramenés à une nuance plus sombre que la chevelure. Le noir de fumée ou la sépia mélangés au beurre de cacao semi-torréfié remplissent très bien cet office.

Une application de rouge tendre sur les parties creuses d'un visage trop maigre en grossit l'apparence. On affaiblit la rondeur exagérée d'une figure trop pleine en diminuant la dose de rouge aux pommettes et, si le rôle le permet, en couvrant les joues d'une barbe artificielle. Le rouge des joues, envahissant le nez, atténue l'aspect exagéré de cet organe ; s'il s'en écarte, il l'augmente à la vue des spectateurs. En garnissant de poils artificiels une lèvre supérieure trop forte, en faisant retomber les moustaches fausses ou vraies sur une bouche trop large, on corrige un peu ces défauts. Prolongée au-delà des coins de la bouche, la nuance fondamentale lui donne un aspect plus étroit. On rafraîchit au carmin des lèvres trop ternes et on rosit le menton. Autant que possible un jeune homme doit jouer sans perruque ; il se contente de dissimuler la

---

1 Lorsque, bien entendu, elles n'incarnent pas Aïda, Sélika ou Carmen.

Antoine de Saporta

peau de son crâne insuffisamment garni sous une couche de noir de fumée ou de crêpé sombre, à moins qu'il n'use d'un faux toupet. En rasant la bordure de ses cheveux et couvrant la bande rasée de fard couleur de chair l'acteur agrandit, en vue de la scène, un front jugé trop bas.

Il est passablement malaisé à un artiste peu âgé de se grimer en vieux, car pour cela il faut obéir à des règles rationnelles assez complexes. Ocre et terre de Sienne se mêlent en fortes proportions au blanc de la teinte fondamentale ; la tache rouge des pommettes s'accuse comme ton tout en se rétrécissant. Une application de gris bleuâtre simule les dépressions qui se creusent aux tempes, au bas des joues et sous les paupières inférieures ; les rides s'indiquent par des traits bruns et ressortent grâce à des traits clairs parallèles. Comme le premier effet du fard gras est de dissimuler les rides véritables, l'artiste ne jouit même pas de la ressource d'exagérer ses plis naturels pour se vieillir.

On fabrique aujourd'hui des perruques de chauve qui, si elles sont bien ajustées sur la tête du comédien, se raccordent parfaitement avec la peau graissée de son front, sans transition visible. Bruns, gris ou blancs, suivant le cas, les cheveux postiches sont cousus intérieurement et, comme dans la nature, se groupent par touffes. Avec du « crêpé » ou de la laine douce bien cardée, l'imitation de la barbe naturelle laisse fort peu à désirer, surtout si l'acteur prend soin de tirailler et d'éplucher au doigt le crêpé ou la laine. Suivant la nature du rôle, qu'on teigne, qu'on agrandisse, qu'on prolonge plus ou moins les sourcils, mais sans jamais en coller de postiches au bas du front.

Nous avons, dans la première partie de ce travail, fait allusion aux inconvénients antihygiéniques des fards appliqués trop habituellement sur la peau. Alors qu'elle doit être la nocuité d'un épais maquillage, renouvelé quotidiennement, sur un épiderme que surchauffent les jeux de scènes et les feux de la rampe ? On le devine *a priori* et pourtant aucun ouvrage technique ne mentionne d'accidents spéciaux aux comédiens des deux sexes jusqu'à l'introduction du gaz dans les théâtres qui obligea de forcer la peinture des visages.

Suivant l'hygiéniste Chevallier, Mme V..., célèbre actrice de la Comédie-Française (sans doute Mme Volnys née Léontine Fay) aurait souffert pendant quelque temps d'une véritable intoxication saturnine qui fut combattue, avec succès d'ailleurs, parades remèdes (nombreux et énergiques tant généraux que locaux. A cette époque en effet (vers 1840 ou 1850), les artistes se servaient du blanc de plomb liquide qui communiquait à la peau un admirable éclat juvénile, mais qui déterminait à la longue, chez certains tempéramens particulièrement sensibles à l'action du plomb, des accidens très graves. Barbouillant de ce poison, non seulement leur visage, mais leurs bras, leur cou, leurs épaules, les dames s'exposaient encore plus que les hommes. La collection de la *Gazette des Tribunaux* nous fournira un exemple rétrospectif assez typique pour valoir un résumé détaillé. Dans le courant de l'année 1859, un certain nombre d'acteurs ou d'actrices éprouvèrent des symptômes fort inquiétants, enflures locales sur les parties du corps qu'ils fardaient, langueurs, dépérissement et affaiblissement de la mémoire et de L'intelligence. A la suite d'accidents répétés, le directeur du Palais-Royal se plaint au commissaire de police du quartier ; on procède à des enquêtes et expertises, et finalement le sieur F..., un des premiers parfumeurs de Paris, fournisseur des fards du théâtre, comparaît, ainsi que la dame D..., devant la 6e chambre correctionnelle du tribunal de la Seine comme ayant trompé ses clients en leur vendant sous des noms de fantaisie des substances nuisibles à la santé.

L'acteur Darny, du Palais-Royal, comparaît comme plaignant et détaille un récit terrifiant des tortures qu'il a endurées à la suite d'une certaine représentation en février 1859. Plusieurs médecins n'ont rien compris à son état ; un dernier, après l'avoir soigné et guéri, témoigne que le mal provenait bien des coliques saturnines causées par absorption du plomb contenu dans les fards de théâtre. L'expert commis par le tribunal confirme la présence du plomb dans ces mêmes fards. René Luguet et Mlle Cico paraissent aussi à la barre : cette dernière esquive adroitement la double question du président relative à son nom et à son âge véritables et proclame que le fard en question la rendue malade, en noircissant, qui pis est, sa peau et ses bijoux. Le sieur F... et la dame D... s'entendent infliger par le tribunal trois mois de prison et 500 francs d'amende (jugement du 10 novembre 1859).

Antoine de Saporta

En appel devant la Cour, les choses changent de face. MMes Massu et Desmarets prononcent d'intéressantes et habiles plaidoiries au cours desquelles ils font ressortir, avec force détails historiques et techniques, ce qui peut servir à la défense des inculpés. La crise dont Darny a été la victime résulte-t-elle indubitablement d'une intoxication saturnine due à l'emploi du blanc de fard acheté par l'acteur à la maison F... ? N'est-ce pas plutôt un empoisonnement mercuriel provoqué par l'emploi d'un- rouge au cinabre, rouge vendu par une autre maison et imprudemment appliqué par le comédien ? L'ignorance — bien pardonnable — de Darny, en fait de chimie ; celle — moins excusable — du médecin qui l'assiste, leur font prononcer à l'audience de véritables hérésies dont profite habilement la défense : Darny, par exemple, avant le procès, achète dans diverses maisons de parfumerie pour théâtre des échantillons de blanc de fard ; son docteur et lui y trouvent de l'argent, jamais de plomb et quelquefois du bismuth. Or les fards liquides à base d'argent n'existent pas, et, comme fait observer Me Massu, entre ceux à base de céruse, vénéneux ou non, et ceux réputés inoffensifs à base de bismuth, les acteurs n'hésitent pas et, repoussant ceux-ci, réclament formellement ceux-là à leurs fournisseurs qui les servent suivant leur goût. Dès lors, il ne saurait y avoir tromperie. Mais dans cette affaire, ajoute Me Massu, il faut faire la part du « cabotinage » et de la concurrence commerciale : plusieurs des témoins veulent faire de la réclame en faveur d'un magasin de fards pour théâtres qu'ils viennent d'ouvrir ou de commanditer. De là enfin le procès contre une ancienne et honorable maison de Paris qui, depuis trois quarts de siècle, emploie et débite les mêmes ingrédients que les autres parfumeurs.

Sans renoncer pour cela complètement à l'accusation, l'avocat général, M. Pinard, abonda dans ce sens. Selon lui seulement, les termes « blanc Vénus, » « blanc Rachel, » « blanc superflu, » n'indiquaient pas du tout la nature assez dangereuse du blanc débité, ce qui était blâmable. La Cour, après une longue délibération, adopta l'avis de la défense et, le 8 janvier 1860, prononça l'acquittement du sieur F... et de la dame D...

On trouve d'autres exemples plus modernes d'empoisonnement cités dans la brochure de M. Altmann et dans les journaux médicaux, mais aujourd'hui le danger éventuel ne menace guère que les artistes par trop négligents ou malheureusement aussi trop pauvres pour acheter des fards gras de bonne marque. A l'emploi des poudres et surtout des affreux fards liquides ou émaux a succédé l'usage des fards gras appliqués eux-mêmes, comme nous l'avons dit, sur une infime couche protectrice de beurre de cacao et l'inoffensif blanc de baryte peut remplacer le blanc de plomb. Après la représentation, les comédiens enlèvent leur masque au moyen d'un linge imbibé de corps gras : huile d'olive, glycérine ou beurre de cacao ; après quoi ils se débarbouillent, et les techniciens conseillent aux daines de s'appliquer de nouveau pour la nuit un très léger enduit de l'éternel beurre de cacao. On voit qu'au point de vue de l'illusion pour les spectateurs éloignés et de la santé des artistes, l'art de se maquiller à la scène a réalisé de grands progrès depuis un siècle. Est-il à souhaiter qu'il se perfectionne encore ? Peut-être que non ! Au fond, combien de critiques, lorgnant les interprètes pendant des représentations théâtrales se sont demandé à eux-mêmes si la scène ne gagnerait pas à la disparition presque complète de cet immonde barbouillage. Sans proposer l'exemple des villageois d'Oberammergau qui jouent la *Passion* en plein air en ne rien modifiant à leur physionomie naturelle, sans parler de supprimer tout à fait le blanc, le noir, le rouge, les perruques, sans adopter non plus certaines| opinions paradoxales de Théophile Gautier, ne pourrait-on suivre d'exemple des artistes dramatiques ou lyriques qui, comme Mme Duse, ont renoncé aux artifices de ce genre ?

L'illusion y gagnerait et si l'abolition de cet usage absurde et malpropre chassait de la scène du XXe siècle telle personnalité usée et vieillie, nous n'y verrions pas grand inconvénient pour notre part. Il faudrait seulement corriger l'éclairage actuel, ce qui ne nous semble pas impossible, et peut-être que dans bien des années nos petits-neveux s'étonneront rétrospectivement de notre répugnance à pratiquer cette innovation, comme nous-mêmes sommes surpris des difficultés qu'a soulevées, il y a un siècle, dans le monde théâtral, la question de la réforme du costume.

ISBN : 978-1534855120

Antoine de Saporta